W0414953

Der sanfte Weg zum schönen Körper

Inge Behrens

Der sanfte Weg zum schönen Körper

Das neue Training nach Joseph Pilates

vgs

Danksagung

Mein besonderer Dank gilt meiner langjährigen Trainerin Kornelia Ritterpusch für ihre Unterstützung und Beratung sowie Andreas Risch für seine fachliche physiotherapeutische Beratung.

Die Informationen und Anleitungen in diesem Buch sind von Autorin und Verlag nach bestem Wissen und Gewissen sorgfältig erwogen und geprüft, stellen aber keinen Ersatz für medizinische Betreuung jeglicher Art dar. Autorin und Verlag übernehmen keinerlei Haftung für etwaige Personen- oder Sachschäden, die sich aus Gebrauch oder Mißbrauch der in diesem Buch aufgeführten Übungen ergeben.

Die Deutsche Bibliothek – CIP-Einheitsaufnahme
Behrens, Inge:
Der sanfte Weg zum schönen Körper: das neue Training nach Joseph Pilates / Inge Behrens. –
Köln: vgs, 1999, ISBN 3-8025-1394-0

Fotos: Michael Stave, Hamburg
Umschlags- und Innengestaltung: CCG, Köln
Redaktion: Martina Weihe-Reckewitz
Lektorat: Astrid Roth, Köln
Produktion: Annette Hillig
Druck: Freiburger Graphische Betriebe, Freiburg
Printed in Germany
ISBN 3-8025-1394-0

Besuchen Sie unsere Homepage im WWW: http://www.vgs.de

Inhalt

Vorwort

Zehn Jahre ist es her, seit ich erstmals in Deutschland ein Studio betrat, in dem gymnastische Übungen nach Joseph Pilates unterrichtet wurden. Davor war ich Mitglied diverser Fitness-Clubs, bei denen ich aber bereits nach zwei Monaten nur noch als Karteileiche auftauchte. Die Suche durch den Fitness-Parcours war nicht nur kostenintensiv, sondern auch frustrierend. Meistenteils konnte ich schlichtweg den Sinn der stumpfsinnigen mechanischen Übungen nicht verstehen. Damit hatte es ein Ende, als ich ein Studio fand, in dem nach Joseph Pilates unterrichtet wurde. Damals war dessen Programm fast ausschließlich unter Ballettänzern ein Begriff, die es seit langem als rehabilitative Maßnahme betreiben.

Es hat viele Jahrzehnte gedauert, bis der Meister und Erfinder des gleichnamigen Trainings die allgemeine Anerkennung fand, die ihm eigentlich zu Lebzeiten zugestanden hätte. Der in Deutschland geborene Joseph Hubertus Pilates selbst hielt seine Methode für bahnbrechend. Schon 1934, rund zehn Jahre nach seiner Emigration nach Amerika, trug er seine Erkenntnisse über ein wirksames Körpertraining in einem kleinen Buch zusammen: "Your health; a corrective system of exercising that revolutionizes the entire field of physical education" („Die Gesundheit; ein korrigierendes Übungsprogramm, das den gesamten Bereich der Körpererziehung revolutioniert") lautete der selbstbewußt klingende Titel seiner ersten Publikation. 1945 erschien ein weiteres Buch mit dem Titel: „Return to life through contrology" („Ein neues Leben durch Kontrolle"). „Kontrolle" ist für das Training nach Pilates ein Schlüsselbegriff und zeigt auch, welchen Einfluß Yoga und andere asiatische Techniken auf dieses Programm hatten. Denn Kontrolle ist eines der Prinzipien, auf denen Yoga und auch zum Beispiel Zen oder Thai Chi beruhen. Zur damaligen Zeit wurde in den USA kaum Notiz von den Publikationen genommen. Joseph Pilates soll oft gesagt haben: „Wenn ich tot bin, werden sie sagen, er hatte recht! Ich bin meiner Zeit fünfzig Jahre voraus."

Mittlerweile ist seine systematisch aufgebaute Körpertechnik nicht mehr ausschließlich einem elitären Kreis von prominenten Schauspielern und Ballettstars vorbehalten. In Amerika zählt sie inzwischen ähnlich wie Hatha Yoga zu den klassischen Übungsprogrammen.

Nun scheint auch in Deutschland endlich der Zeitpunkt gekommen zu sein, um dieses ausgefeilte Programm einem breiteren Publikum zu erschließen. Immer mehr Studios werden eröffnet, in denen nach der Methode von Pilates unterrichtet wird. Eine Liste mit Adressen von entsprechenden Studios sowie weiterführenden Adressen finden Sie im Anhang.
Dieses Buch soll zweierlei leisten: Es soll dem Leser einen Einblick in diese spezielle, fernöstlich inspirierte Körperlehre für mehr Haltung und Anmut vermitteln: Deren Philosophie und die grundlegenden Prinzipien der Technik werden dargestellt und erläutert. Des weiteren wurden fünfzehn Mattenübungen unterschiedlichen Schwierigkeitsgrades ausgewählt und entsprechend dem heutigen medizinischen Kenntnisstand modifiziert. Sie sollen dem Leser die Möglichkeit geben, sich mit der Methode nach Pilates vertraut zu machen. Eine jeweils ausführliche und genaue Übungsanleitung soll den Einstieg erleichtern und macht die Übungen auch für einen Anfänger praktizierbar.
Das Bodenprogramm gehört zu den ersten Übungen, die Joseph Pilates in den zwanziger Jahren entwickelt hat. Sie bilden neben den späteren Übungen an den von ihm entwickelten Geräten das Fundament seiner Lehre. Beginnen Sie also Ihre Entdeckungsreise in eine neue Körperwelt am wichtigsten Gerät der Methode nach Joseph Pilates – der Matte!

Über die Anmut

Es ist schon eine Weile her, daß meine Freundin und ich uns über eine junge Frau unterhielten, die wir gerade unabhängig voneinander kennengelernt hatten. Ich war von ihrem äußeren Erscheinungsbild sehr beeindruckt. Sie war von ungewöhnlicher ebenmäßiger Schönheit, und besaß die einmalige Fotogenität einer Faye Dunaway. Ihr Gesicht war großflächig, zeigte hohe Wangenknochen, und sie hatte einen sinnlichen Mund. Meine Freundin stimmte mir zu, fügte aber mit nüchternem Tonfall einschränkend hinzu: „Ja, ja, aber sie besitzt keine Grazie, keine Anmut.“ Mir ist diese spontane Erwiderung stets im Gedächtnis geblieben, weil sie mich in ihrer Unmittelbarkeit traf. Das Urteil schien vernichtend zu sein.

Zu der Zeit, als das Gespräch stattfand, hatte die Äußerung fast etwas Unzeitgemäßes. In den achtziger Jahren rannten sowohl Männer als auch Frauen in die Fitness-Studios, um gezielt Muskeln aufzubauen, allerdings mit fragwürdigem Erfolg. Wie ferngesteuerte Roboter wurden sie von ihren Muskelmassen und -paketen durch die Gegend geschoben. Mit diesem Schönheitsideal ging meine Freundin offenbar nicht konform; für sie war Anmut eine unerläßliche Bedingung für weibliche Schönheit. Tatsächlich bildet Anmut nach Ansicht vieler Dichter die Grundlage für wahre innere Schönheit. Bei Friedrich Schiller war sie Ausdruck der Erhebung des Geistes über die Natur.

Anmut bezieht sich weniger auf die Mimik und die makellose Oberfläche, sondern eher auf den Bewegungsablauf und die Haltung eines Menschen. Das heißt, auf seinen Gestus und Habitus: wie er steht, wie er geht, wie er sitzt, seine Gebärden und seine Kopfhaltung. Zusammenfassend könnte man sagen, Anmut betrifft die Ausstrahlung, die ein Mensch besitzt, die Aura, die ihn umgibt. Bekanntermaßen ist diese von weitaus entscheidenderer Bedeutung als die glatte Fassade. Anmut bietet unserem Gegenüber die Möglichkeit, einen Blick in das Fenster der Seele zu werfen.

Grazie – ein anderer Ausdruck für Anmut – setzt Natürlichkeit voraus. Sie drückt sich zwanglos aus. Der bloße Versuch, den Eindruck von Anmut erwecken zu wollen, kann nur gekünstelt wirken. Authentizität und Wahrhaftigkeit sind also untrennbar mit dem Begriff „Anmut“ verbunden. Authentisch ist jemand nur, wenn er im Einklang mit sich selbst ist, wenn er sich mit seinem wahren Selbst oder seiner wahren Existenz verbunden fühlt: Die Bewegungen und Gebärden stehen in Übereinstimmung mit dem Inneren und haben den Charakter des Unwillkürlichen.

Kinder und junge Menschen besitzen meist Grazie. Je älter wir aber werden, desto mehr geht diese natürliche Fähigkeit, sich spontan und natürlich auszudrücken, verloren. Wir haben keinen Kontakt mehr mit uns und unseren Bedürfnissen. Aber nicht nur die echten notorischen Romantiker, sondern viele Menschen verspüren eine tiefe Sehnsucht nach diesem Urzustand des Einsseins. Es sind jene kostbaren Momente im Leben, in denen wir – gläubig oder nicht – Gott ganz nahe sind. Friedrich Hölderlin hat diese Sehnsucht in dem wunderbaren Gedicht „Da ich ein Knabe war" gefaßt:

Da ich ein Knabe war,
Rettet ein Gott mich oft
Vom Geschrei und der Rute der Menschen,

Da spielt ich sicher und gut
Mit den Blumen des Hains,
Und die Lüftchen des Himmels
Spielten mit mir.

In diesen Versen drückt sich der vollkommene Gleichklang von Körper und Geist, die Harmonie von Mensch und Natur aus. Der Knabe fühlt noch nicht die niederzwingende Schwerkraft und scheint frei von irdischen Lasten zu sein. Er ist Teil des Ganzen, verbunden mit sich selbst und seiner Umgebung. Passivität und Aktivität im Sinne von Bestimmtwerden und Selbstbestimmung halten sich die Waage.

Stellen wir uns einmal vor, wie sich der spielende Knabe in der freien Natur bewegt, wie er in die Hocke geht, um eine Blume zu pflücken, wie er sich aufrichtet. Seine Bewegungen, ob schnell oder langsam, wirken elastisch und dynamisch. Während die meisten Erwachsenen verstärkt aus der Taille agieren, bewegt sich das Kind vielmehr aus der Hüfte. Dabei scheinen all seine Muskeln ständig in Bewegung oder einsatzbereit zu sein. Die Abläufe in seinem Körper wirken harmonischer und geschmeidiger als bei einem Erwachsenen. Die Gebärden werden, auch wenn sie spontan und rasch erfolgen, konzentriert und kontrolliert ausgeführt. Vor allem aber hält sich das Kind ohne Verkrampfung und Verspannung natürlich gerade.

Je älter wir werden, desto unbeweglicher werden wir. Die Körpermitte dehnt sich aus, die Taille schwindet. Der Alterungsprozeß allein ist jedoch nicht maßgeblich dafür verantwortlich, daß die meisten Menschen ihre Flexibilität einbüßen. Schon in jungen Jahren vernachlässigen oder mißachten wir häufig die Bedürfnisse unseres Körpers. Es gibt immer seltener Momente, in denen wir uns auf uns selbst besinnen, und unsere Körperbedürfnisse jenseits von Nahrungsaufnahme, Schlaf und Sex wahrnehmen. Dieser Prozeß vollzieht sich schleichend. Während sich das Kind zum Beispiel nach dem Aufwachen ganz selbstverständlich wie eine Katze erst einmal streckt und dehnt, hören wir nach dem Motto „Alles Zeitverschwendung“ irgendwann auf, uns zu räkeln. Der Alltag fordert seinen Tribut und läßt nicht auf sich warten. Erst wenn wirklich Beschwerden und Verschleißerscheinungen auftreten, wird der Körper plötzlich wieder in seiner Bedürftigkeit wahrgenommen.

Wenn wir in unserer Beweglichkeit und Flexibilität stark eingeschränkt sind, hat das Auswirkungen auf unsere gesamte Befindlichkeit. Wir beginnen, uns unwohl in unserer Haut zu fühlen und verlieren an Ausstrahlung. In extremen Fällen scheint es, als ob ein Stellvertreter die Handlungen und Bewegungen vollzöge. Der Körper ist nur mehr eine äußere funktionierende Hülle, deren Bewegungen in keiner Beziehung zu dem Menschen selbst stehen. Die Einheit und Harmonie von Körper und Geist ist gestört.

Heute erscheint uns der Gedanke, eine Einheit von Körper und Geist zu erstreben, ganz selbstverständlich. Aber diese Vorstellung entspricht keineswegs unserer westlichen Tradition. Tatsächlich ist diese Auffassung fernöstlich geprägt und unserer christlichen abendländischen Geisteshaltung entgegengesetzt.

In unserer Gesellschaft wurden die Begriffe „Körper“ und „Geist“ über eine lange Zeit hinweg eher als Gegensatzpaar verwandt. „Geist“ wurde mit Ratio gleichgesetzt, mit der Fähigkeit, Erkenntnisse über die materielle Welt zu gewinnen und diese zu ordnen. Viele westliche Philosophen gingen davon aus, daß sich der Geist über die Materie „Körper“ erhebt und dieser sich deshalb dem Willen des Geistes, der intelligenten Seite, zu unterwerfen hat. Seele und Geist wurden gleichgesetzt. Man sprach gar von einem vernünftigen Seelenteil.

Unser Sprachgebrauch verrät viel über die tiefverwurzelte Vorstellung, die wir von der Wechselbeziehung Körper und Geist haben. Was verstehen wir beispielsweise unter einer „aufrechten Haltung"? Allgemeinhin verbinden wir ja mit dem Begriff viel mehr als die bloße Fähigkeit, uns körperlich in einer vertikalen Position halten zu können. Als Redewendung deutet er auf eine bestimmte Geisteshaltung hin. Gemeint ist damit wohl jemand, der Würde und Disziplin besitzt, der sich integer verhält, weil er in alltäglichen schwierigen Situationen nicht von seinen Werten abweicht. Wir sagen auch, jemand ist aufrichtig. Der Volksmund weiß es eh seit langem: Jemand hat kein Rückgrat, heißt es. Die aufrechte Haltung ist also von unserer richtigen Gesinnung und unserer inneren Stärke abhängig und demnach erzwingbar. Diese doch zumindest bedenkenswürdige Einstellung drückt sich bei vielen Menschen oftmals augenfällig in einer sehr starren oder rigiden Körperhaltung aus. Naturgegeben erfordert die aufrechte Haltung den Einsatz von Muskeln. Viele Menschen mit einer solchen Haltung nehmen aber die Kraft aus den falschen Muskeln.

Eher fernöstlich geprägte Werte wie Flexibilität und Anpassungsfähigkeit stehen bei uns nicht sehr hoch in Kurs. Obwohl wir diese Schlagwörter geradezu beschwörend verwenden, wird auch heute noch jemand, der anpassungsfähig ist, gern als opportunistisch oder halswenderisch bezeichnet. In unserer westlichen Leistunggesellschaft sind Durchhaltevermögen und Hartnäckigkeit die Eigenschaften, die über Erfolg oder Mißerfolg entscheiden. Die wertenden Begriffe „halswenderisch" und „hartnäckig" muß man sich einmal auf der Zunge zergehen lassen. Sie besagen, daß es positiv ist, wenn jemand einen harten Nacken hat und besser, wenn jemand seinen Hals nicht wenden kann. Nicht von ungefähr treten deshalb bei uns häufig Verspannungen und Verhärtungen der Nacken- und Halsmuskulatur auf.

Ob wir es wahrhaben wollen oder nicht sind wir hier in der westlichen Hemisphäre alle mehr oder weniger von diesen den Körper mißachtenden Einstellungen geprägt. Kompensatorische Fehlhaltungen sind vorprogrammiert. Einem verspannten Menschen mit einer verhärteten Muskulatur wird es wohl schwerfallen, in seinem Gestus noch grazil zu erscheinen.

Fest steht: Eine nicht erzwungene aufrechte

Haltung bedarf zuallererst der Flexibilität der Wirbelsäule und der gleichmaßigen Kräftigung der sie stützenden Muskulatur.
Wenn wir uns körperlich als wendiger und beweglicher erleben, wird auch der Geist freier, und wir beginnen, mit alltäglichen Situationen und Problemen anders umzugehen. Die doppelte Negation könnte lauten: Es ist gar nicht möglich, daß Beweglichkeit keinen Einfluß auf unser tägliches Leben hat. Den Körper neu aufrichten, heißt folglich zugleich, sich auch innerlich neu aufzurichten, sich zentrieren, seine Einstellungen zu überprüfen, bereit zu sein, sich und die Dinge neu und anders wahrzunehmen. Dazu bedarf es eigentlich nicht mehr, als sich ganz und gar – auch mental – auf den Körper einzulassen.

Machen Sie sich ein Bild von sich

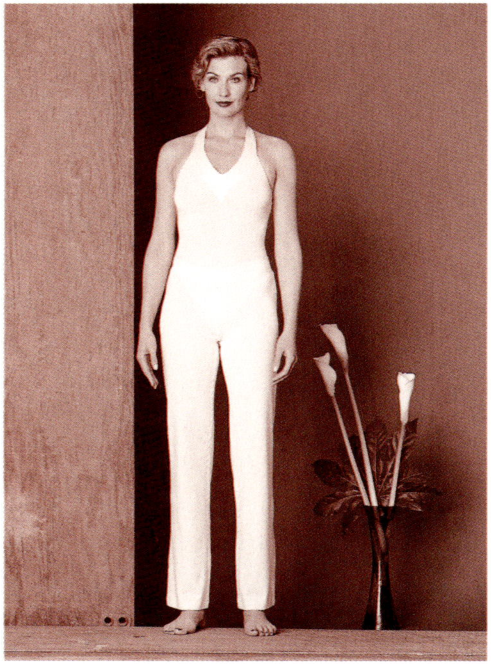

Im folgenden sollen Sie das Selbstbild, das Sie im Laufe der Zeit von Ihrem Körper entwickelt haben, überprüfen und mit der Wirklichkeit in Übereinstimmung bringen. Bevor Sie mit dem kleinen Experiment beginnen, machen Sie sich eine innere Vorstellung von Ihrer Körperhaltung. Stellen Sie sich nun aufrecht vor einen Spiegel. Was sehen Sie? Wie würden Sie Ihren Körper beschreiben? Machen Sie sich mit ihm vertraut, indem Sie für sich folgende Fragen beantworten:

- Neigen Sie zu einem Hohlkreuz oder Rundrücken?
- Halten Sie den Kopf zu einer Seite geneigt oder schieben Sie das Kinn vor?
- Heben Sie eine Schulter leicht an? Sind die Schultern nach vorne gezogen?
- Befinden sich Ihre Hüftknochen auf unterschiedlicher Höhe?
- Strecken Sie den Bauch nach vorne?
- Drücken Sie die Knie nach hinten durch?

Falls Sie einige oder alle Fragen mit ja beantworten, zeigt dies unter Umständen, daß Sie bestimmte Körperpartien einseitig bzw. falsch belasten und Ihre Haltung nicht in neutraler Position eingestellt ist.

Eine aufrechte neutrale Haltung

Die Vitalität und Elastizität der Körperachse bildet die Voraussetzung für eine neutrale unverkrampfte Körperhaltung. Die Mobilität der 33gliedrigen Knochensäule hängt wiederum unmittelbar von dem Muskelapparat ab, der die Wirbelsäule stützt. Im Gegensatz zu den Vierbeinern, deren Körpermasse parallel zum Boden verläuft und bei denen, wie André von Lysebeth in seinem Buch *Yoga* sagt, „die Anziehungskraft der Erde gleichmäßig auf den Rumpf einwirkt", bedarf die aufrechte Haltung des Menschen der besonderen Fixierung. Sie betrifft das gesamte Skelett, verläuft also vom Kopf über den Rumpf bis hin zu den unteren Gliedmaßen. Damit ein stabiles Gleichgewicht herbeigeführt werden kann, müssen große Gruppen der quergestreiften Skelettmuskulatur ständig in Aktion sein, also im dauernden Spannungszustand gehalten werden. Aus diesem Grund kann sich unsere Muskulatur auch nur im Liegen entspannen.

Allein der Kopf mit seinem durchschnittlichen Gewicht von 7,5 kg, der auf dem Atlas – dem obersten Wirbel des Rückgrats – ruht, belastet die Wirbelsäule erheblich. Aufgrund der Schwerkraft sind wir am Abend im Schnitt zwei Zentimeter kleiner als am Morgen nach dem Aufstehen. Vor allem die fünf Lendenwirbel – die Wirbel zwischen den zwölf Brustwirbeln und den fünf Kreuzwirbeln – erweisen sich oftmals als der Schwachpunkt unserer Wirbelsäule. Das ist nicht weiter verwunderlich, denn dort, wo das gesamte Gewicht des Rumpfes und des Kopfes lastet, wirken die größten Erdanziehungskräfte. Der Körperschwerpunkt befindet sich gewöhnlich hinter dem dritten oder vierten Lendenwirbel. Rückgratverkrümmung mit der Folge von Rückenschmerzen treten in dieser Region deshalb sehr häufig auf. Eine mögliche Versteifung und mangelnde Flexibilität der Hüftgelenke wirkt sich zusätzlich negativ aus und belastet den Lendenwirbelbereich. Denn die Hüftlendenmuskeln (Psoas), die für das Beugen und das Rollen der Beine nach außen zuständig sind, entspringen ja der Lendenwirbelsäule. Auch eine schlecht entwickelte Bauchmuskulatur erschwert die Stabilität des Rückgrats und schränkt die Flexibilität der Wirbelsäule erheblich ein. Wenn dagegen möglichst viele Muskeln ausgebildet sind und das Zusammenspiel aller Muskelgruppen in seiner Komplexität gut funktioniert, d.h. auch kleine Muskeln wie beispielsweise die Zwischenrippenmuskeln oder die internen schrägen oder queren Bauchmuskeln (Transversus abdominis) gefordert sind, gewinnt unsere Wirbelsäule zwangsläufig an Bewegungsfreiheit und an Stabilität. Die Aufrechthaltung in neutraler Position wird dementsprechend erleichtert. Wir beginnen, über uns hinauszuwachsen und gewinnen nicht allein im metaphorischen, sondern auch im wahrsten Sinne des Wortes an Größe.

Eine revolutionäre Trainingsmethode

Joseph Hubertus Pilates hatte das Bestreben, die Harmonie von Körper und Geist wiederherzustellen. Es ging ihm sozusagen um deren Versöhnung durch äußerst bewußt ausgeführte Bewegungen. Für ihn stand außer Frage, daß es einen engen Zusammenhang von Körper und Geist gab: „Es ist der Geist, der den Körper formt", lautet ein Aphorismus des Dichters Friedrich Schiller, und Pilates soll ihn oft zitiert haben.

Der Deutsche entwickelte ab den zwanziger Jahren ein ausgefeiltes ganzheitliches Trainingsprogramm „zur mentalen und physischen Konditionierung". Insgesamt hat er ca. 500 Übungen erfunden. Nach einem Teil wird heute in abgewandelter Form rund um den Globus trainiert. Sein Programm brach radikal mit den herkömmlichen mechanisch betriebenen Übungen à la Turnvater Jahn. Obwohl der vielseitige Superathlet Pilates selbst intensiv Bodybuilding betrieben hat, lehnte er die meisten gängigen gymnastischen Praktiken schließlich ab, weil er sie schlichtweg für unnatürlich hielt: Oft geht es bei ihnen ja darum, über die natürliche Schmerzgrenze hinaus Leistung zu erbringen. Als Leistung wird anerkannt, wenn der Wille über das schwache Fleisch, über den sich sträubenden Körper siegt. Ein Training, das dem eigenen Körperbewußtsein zuwider läuft, kann aber mehr Schaden anrichten als nutzen. Vermutlich begriff Pilates damals intuitiv die schädlichen Auswirkungen dieser körperfeindlichen Auffassung. Durch die gängigen westlichen Praktiken werden stark entwickelte Muskeln noch kräftiger, während dementsprechend die schwache Muskulatur weiter geschwächt wird. Der Grund dafür ist folgender: Erfordert eine Bewegung von unterentwickelten oder schlecht ausgebildeten Muskeln zu viel Energie oder Kraft, weicht der Körper aus und versucht, die Energie automatisch aus anderen, besser entwickelten Körperpartien zu holen. Oftmals aus den Armen oder den Schultern. Es kommt zu sogenannten „Kompensationsreaktionen". Schlechte Bewegungsgewohnheiten sind die Folge und können irgendwann zu Fehlhaltungen führen. Diese bedingen wiederum Verspannungen, Verhärtungen oder Versteifungen von Gelenken, in ärgeren Fällen Verletzungen, wie Bänderrisse oder Zerrungen. Mehr als untrainierte Bewegungsmuffel leiden übrigens Athleten und Tänzer unter diesen Verletzungen.

Pilates' Gegenkonzept dazu ist genauso plausibel wie einfach: Sein Ziel war es, Bewegungsmuster bzw. schlechte Bewegungsgewohnheiten durch äußerst bewußt ausgeführte Übungen zu durchbrechen, indem er konsequent schwache Muskeln zu kräftigen und kurze Sehnen zu dehnen suchte. Dafür sollten kräftige Muskeln eher schmaler und kompakter werden. Denn nur so, glaubte er, könne man die von Individuum zu Individuum jeweils unterschiedlichen körperlichen Schwächen und Stärken in ein ausgewogenes Verhältnis bringen und das physiologische muskuläre Gleichgewicht wiederherstellen.

Pilates wollte das Bewußtsein für den Körper schärfen und ihn nicht ignorieren. Nicht gegen den Körper, sondern mit dem Körper arbeiten, lautete seine Devise. Deshalb lehrte er, maßvoll mit der Energie umzugehen, nur die notwendige Menge an Kraft aufzuwenden und diese dafür aber richtig zu kanalisieren. „Bewegungsökonomie" heißt daher ein Schlüsselwort dieser Trainingsmethode.

Das von Pilates entwickelte Übungsprogramm ist in seiner Wirksamkeit kaum zu überbieten, da es den ganzen Körper, vom Haaransatz bis zum kleinsten Zeh, trainiert. Wie geschieht das? Das Programm zielt auf die gleichmäßige Kräftigung der gesamten, vor allem jedoch der tieferliegenden Kernmuskulatur. Diese kleinen Muskeln der tieferen Schichten mit ihren diffizilen Funktionen sind vorwiegend für die Feinmotorik zuständig. „Die großen Muskelstränge werden entlastet und eine bessere Beweglichkeit erreicht", erklärt Physiotherapeut Andreas Risch. Die Bewegungen werden geschmeidiger und fließender, die Gesten feiner und weicher, mit einem Wort: anmutiger.

Man muß die Philosophie des Trainings verstanden haben und die grundlegenden Prinzipien, auf welchen die Lehre Pilates beruht: Es ist eben – das sei hier ausdrücklich gesagt – kein gewöhnliches Sporttraining oder sogenanntes „Work out", sondern eine ganzheitliche Lehre für mehr Anmut und Haltung, die das Beherrschen einer Technik voraussetzt.

Atmung und Zentrierung sind zwei wesentliche Prinzipien dieser Technik. Mit Hilfe der Atmung wird das Körperzentrum, d. h. vor allem die internen und externen schrägen und queren Bauchmuskeln, maximal angespannt und gestärkt. Jede Bewegung beginnt grundsätzlich dort. Steht das „Powerhaus" – wie Pilates das Zentrum nannte – „unter Strom", kann die Übung in ihrem fließenden Ablauf präzise und kontrolliert ausgeführt werden. Kontrolle und Präzision sind zwei weitere grundlegende Prinzipien.

Das wichtigste jedoch: Tatächlich erfordert diese Körperlehre mehr als ein bloßes Beteiligtsein und Interesse, sondern eine gewisse Hingabe. Sie setzt eine fast meditative Konzentration auf jede kleinste Bewegung und Regung eines Muskels voraus. Bei der Ausführung jeder Übung wird die Kopfhaltung, der Nacken und der Hals genauso berücksichtigt, wie die Haltung und Position der Füße, der Hände, unter Umständen sogar jedes einzelnen Fingers. Nichts wird dem Zufall überlassen. Denn Pilates war der Auffassung, daß nach dem Ursache-Wirkung-Prinzip jede Bewegung komplex ist und selbst die kleinste Bewegung andere nach sich zieht. „Wer sich ganz auf seinen Körper konzentriert, wird das Maximum aus den Übungen bekommen", bestätigt Trainerin Kornelia Ritterpusch vom Studio für Körperbewußtsein in Hamburg. Wenn Sie die Übungen bewußt machen, werden Sie außerdem nicht nur Ihren Körper, sondern auch Ihren Geist erfrischen und beleben!

Es ist sinnvoll, die in diesem Buch beschriebenen Mattenübungen zwei- oder dreimal möglichst optimal auszuführen, anstatt sie häufiger, aber unkonzentriert zu wiederholen. Genau genommen können Sie sich dann ebenso gut die Mühe sparen.

Das Körpertraining basiert auf sechs Prinzipien oder auch sechs goldenen Regeln:

- Konzentration
- Zentrierung
- Atmung
- Kontrolle
- Präzision
- fließender Bewegungsablauf

Die einzigartige Wirkung

Im Gegensatz zu einem normalen Fitnesstraining wird es eine gewisse Zeit dauern, bis sich Ihr Körper zu verändern beginnt. Wir brauchen ja bekanntermaßen nur drei- oder viermal ins Fitness-Studio zu rennen, einige Hanteln zu stemmen, an den verschiedensten Geräten mit Gewichten trainieren, um festzustellen, daß die Bizepe und Trizepse wie nichts Gutes wachsen und gedeihen. Bei der hier vorgestellten nach Pilates entwickelten Technik werden Sie erst nach fünfzehn bis zwanzig Trainingseinheiten spüren, daß Ihre Silhouette straffer wird. Dabei wird Ihre individuelle Körperform nicht verfremdet. Die optisch auffälligste Konsequenz dieses Trainings ist eine schmalere Taille, ein flacher, weil durchtrainierter Bauch und eine deutliche Kräftigung der Gesäßmuskulatur, also ein fester Po.

Auf den ersten Blick sehen die Übungen nicht ungewöhnlich aus. Einige davon mögen manchem sogar bekannt erscheinen. Es dauert jedoch eine ganze Weile, bis man sich den Ablauf einer Übung eingeprägt hat und der Atem im Rhythmus einer Übung fließt. Nach und nach werden Sie die Bewegungszusammenhänge verstehen. Sie werden spüren, welche Muskeln wann, wo, wie an welchem Punkt der Übung einzusetzen und anzuspannen sind und welche Muskeln gleichzeitig zu entspannen sind. Sie werden merken, wie Rücken- und Schultermuskulatur zusammenarbeiten und wie die Stärkung der Bauchmuskulatur die Rückenmuskulatur entlastet. Sobald Sie die Übungen in ihrem fließenden Bewegungsablauf verinnerlicht haben, werden Sie ein neues Bewußtsein für Ihren Körper entwickeln.

Spätestens zu diesem Zeitpunkt werden Sie merken, daß dieses spezielle, sehr ausgefeilte Trainingsprogramm es dem Anwender ermöglicht, sich kontinuierlich weiter zu entwickeln. Das heißt: Dieselbe Übung werden Sie bei regelmäßigem Training zwei Monate später von ihrem Ablauf her etwas verändern und gemäß Ihren bis dahin gemachten Erfahrungen variieren und anpassen. Darum wird diese Trainingsmethode niemals langweilig. Plötzlich werden Sie neue, tieferliegende Muskeln entdecken, von deren Existenz Sie bisher bestenfalls aufgrund Ihrer anatomischen Kenntnisse wußten. Jemand, der das Programm lange Zeit betreibt und dessen Zentrum sehr gefestigt ist,

muß eventuell bei bestimmten Übungen die großen Gesäßmuskeln weniger anspannen, um die nötige Stabilität und Kontrolle zu erreichen. Statt dessen kann er möglicherweise den Großen Anziehmuskel – ein oft verkürzter hinterer Oberschenkelmuskel – anspannen. Auf diese Art und Weise wird das muskuläre Gleichgewicht wiederhergestellt, das durch Gewichtsverlagerungen und einseitige Überforderung einer Körperseite oder -partie gestört wurde.
Natürlich wird sich Ihre Haltung verändern. Es wird Ihnen deutlich leichter fallen, sich in neutraler Position aufrecht zu halten. Da das Becken an Stabilität gewonnen hat, wird die Wirbelsäule wieder gleichmäßiger belastet und damit die Hals- und Lendenwirbel zwangsläufig entlastet. Die Wirbelsäule ist nun wieder eine vitale, elastische Achse, wir werden biegsam wie eine junge Weide. Und die übersteht bekanntlich den Sturm besser als die starre Eiche. Wir können wieder im wahrsten Sinne des Wortes aus unserer Mitte heraus agieren. Jemand, der regelmäßig trainiert, wird deutlich entspannter sein. In unserer schnellebigen Zeit sollten wir nicht vergessen: Entspannung ist die Quelle schöpferischen Denkens. Nur der entspannte Mensch kann wirklich kreativ sein.

Die in dem Kapitel „Die Matte" beschriebenen Übungen zeigen bei regelmäßiger Anwendung folgende Wirkung:

- Entlastung der Halsmuskulatur und der Halswirbel
- Entlastung der Schultermuskulatur, indem der gesamte Schultergürtel trainiert und die Kraft weniger aus den Armen geholt wird, das heißt, Beseitigung von Stress-Symptomen
- Stärkung des Bauchbereichs
- Stärkung der unteren fünf Lendenwirbel, das heißt, Beseitigung oder Linderung von Rückenschmerzen
- Kräftigung der Pomuskulatur und der Lendenpartie
- Verbessertes Koordinationsvermögen und erhöhte Geschicklichkeit
- Stärkere Durchblutung und bessere Versorgung der Zellen mit Sauerstoff
- Mobilität der Hüftgelenke
- Stabilisierung des Beckens
- Entspanntheit

Von einem, der auszog, Haltung zu lehren

Joseph Hubertus Pilates wurde 1880 in der Nähe von Düsseldorf geboren. Der kleine Joseph war von Natur aus ein zartes Kind mit einer schwächlichen Konstitution. Meistens zog er den kürzeren, wenn die Jungen beim Kämpfen auf dem Schulhof ihre Kräfte maßen. Er verfügte aber über einen äußerst starken Willen, und es stand für ihn fest, daß er auf Dauer keineswegs die Rolle des Unterlegenen abgeben würde. Bereits als Junge begann er, seinen fragilen Körper zu trainieren, oder genauer gesagt: zu drillen. Selbst als Tuberkelbazillen seine Lungen bedrohten, gab er nicht auf und trainierte tagtäglich besessen weiter. Nicht ohne Erfolg: Er besiegte die Krankheit, und mit vierzehn war der Körper des jungen Athleten von derart vollendeter Schönheit, daß man ihn bat, für die Erstellung von Anatomietafeln Modell zu stehen. Er gab ein ideales Studienobjekt ab, da sich bei ihm wie bei keinem zweiten die einzelnen Muskeln unter der Haut abzeichneten. Er übte zahlreiche Sportarten aus, vor allem die Ganzkörpersportarten begeisterten ihn: Er war nicht nur ein guter Turner, sondern auch ein exzellenter Taucher und Skifahrer. Doch ganz besonders liebte er den Boxsport. Mit Anfang Zwanzig ging er nach England, um eine Laufbahn als Profi-Boxer zu starten. Seinen Lebensunterhalt verdiente er bei einer guten Adresse in London: bei Scotland Yard. Er lehrte den jungen Polizei-Anwärtern dort das Einmaleins der Selbstverteidigung. Doch das lastete den ehrgeizigen jungen Mann nicht aus, und so trat er nebenher als Zirkus-Artist auf. Als wenig später der Erste Weltkrieg ausbrach, wurde Joseph als Feind interniert – trotz seiner Verdienste für Englands beste und berühmte Kriminalpolizei und obwohl er sich bereits seit langem im Land aufhielt. Vermutlich hielt man ihn für einen Spitzel. Die Zeit im Gefängnis nutzte er, um seine Trainingsmethode zu verbessern und weiter auszufeilen. Erstmals schrieb er die Grundlagen seines Übungsprogramms nieder und formulierte seine Ideen über Gesundheit und Körperertüchtigung. Die Mithäftlinge sollten von Pilates' Engagement profitieren: Sie waren die ersten Probanden, an denen er die Wirkung und den Erfolg seiner Methode messen konnte. Die tägliche Gymnastik erwies sich schließlich als Überlebenstraining: Als

Ende des Krieges tausende englische Bürger von einer epidemieartigen Grippe dahingerafft wurden, war die Widerstandkraft der Gedrillten so groß, daß nicht einer der Kriegsgefangenen dieser todbringenden Krankheit erlag. Joseph Pilates soll davon später immer wieder voller Stolz berichtet haben. Am Ende seiner Kriegsgefangenschaft kam er auf die Isle of Man. Dort arbeitete er als Krankenpfleger und wandte sein Wissen über Gesundheit und Anatomie zur Rehabilitation der Kriegsverletzten an.

Bevor Joseph Pilates dem europäischen Kontinent endgültig den Rücken zuwandte, kehrte der Dreißigjährige nach seiner Entlassung aus der Gefangenschaft noch einmal in sein Heimatland zurück. In Hamburg bildete er die Polizisten der Hansestadt aus. Viel entscheidender für seinen weiteren Werdegang war aber, daß er Anfang der zwanziger Jahre Rudolph von Laban kennengelernt hatte. Der Tanzpädagoge und spätere Ballett-Direktor des Preußischen Staatstheaters in Berlin, der eigens ein Zeichensystem (Labanotation) für Ballettänzer entwickelt hatte, war von einigen der von Pilates entwikkelten Bodenübungen so beeindruckt, daß er sie später in seinen Unterricht integrierte.

Als man Pilates nahelegte, deutsche Soldaten zu trainieren, verabschiedete er sich endgültig aus Deutschland. Eine militaristische Gesinnung schien sich mit seinem ganzheitlichen Harmoniestreben nicht gut zu vertragen. So wanderte er wie so viele damals nach Amerika aus. Während der Schiffsüberfahrt lernte er seine spätere Frau Clara kennen. Die junge Frau war Krankenschwester und Kindergärtnerin und teilte Pilates' Interesse an Gesundheit und Körperertüchtigung. Stundenlang unterhielten sie sich darüber, wie man den Körper gesund und in Form halten könne. Bereits auf der Reise faßten sie den Entschluß, in New York gemeinsam ein Trainings-Studio zu eröffnen. Schließlich hatte Joseph hinreichend Erfahrung als Lehrer, und Claras Kenntnisse erwiesen sich als sehr befruchtend. 1923 gründeten sie das erste Studio, und es war vermutlich kein Zufall, daß es sich ganz in der Nähe des New York City Balletts befand. Sein außergewöhnliches Trainingsprogramm zog bald schon die illustren Künstler des Balletts und Theaters magisch an. Mehr als andere litten viele von ihnen an Zerrungen und Verletzungen. Selten nahmen sich die professionellen Tänzer oder Athleten aber die Zeit, eine Verletzung auszukurieren. Wer zu lange mit dem Training aussetzte, mußte in Kauf nehmen, daß sich die Muskeln rapide zurückbildeten. Eine längere Trainingspause bedeutete daher meist das Ende der Karriere. Meister Joe war ihre einzige Rettung. Er hatte nämlich ein zwar furchterregend aussehendes, aber äußert wirksames Trainingsgerät entwickelt, den „Universal Reformer". Damit beschränkte sich Pilates' Trainingsprogramm nicht mehr ausschließlich auf Bodenübungen. Das Instrument steigerte die Wirksamkeit seiner Technik und die Möglichkeiten der schnellen Rehabilitation um ein Vielfaches. Schon während seiner Zeit als Krankenpfleger in Kriegsgefangenschaft hatte er mit den Metallfedern der Krankenhausbetten experimentiert und bald festgestellt, daß sich mit Hilfe des Federnwiderstands die Muskulatur der Kriegsverletzten aufs Wunderbarste kräftigen ließ, noch bevor sie überhaupt das Bett verlassen durften. Der Universal Reformer, dieser mit vier Federn ausgestattete bewegliche Wagen, ermöglichte es den Tänzern und Tänzerinnen nun, schon während des Heilungsprozesses weiter zu trainieren und in Form zu bleiben. Problemlos konnten sie im Liegen ihre pliés, rélevés, developés und battements oder andere ballettähnliche Übungen ausführen. Der Reformer erwies sich vor allem deshalb als geniale Erfindung, weil er den ganzen Körper gleichmäßig trainierte. Dadurch wurde der unheilvolle Zirkel von physiologischer Unausgeglichenheit und Verletzung, der wiederum Fehlhaltungen bedingte, endgültig durchbrochen. Die 39jährige Kornelia Ritterpusch erinnert sich an die Veränderung ihrer Körperwahrnehmung, nachdem sie als junge, ständig verletzte Tänzerin mit der Übungsbehandlung nach Pilates begonnen hatte: „Mein Körper war kein Instrument mehr für mich, das ich auf der Bühne in Pose setzte, sondern ich spürte erstmals energetische und muskuläre Zusammenhänge. Mir wurde bewußt, daß ich mein Skelett nicht verändern kann, aber meinen Muskeltonus." Seit zehn Jahren ist sie als Shiatsu-Therapeutin tätig und Besitzerin des Hamburger Studios für Körperbewußtsein, in dem auch nach Pilates trainiert wird.

Nach wie vor wird das Programm nach Joseph Pilates von vielen Athleten und Tänzern zur Rehabilitation verwandt. Einst trainierten bekannte Balletttänzer wie Jacques D'Amboise, William Bales, Martha

Graham oder George Balanchine nach diesem Programm, und später gingen Ballett-Stars wie Michail Baryschnikow in das Studio am Broadway, um den Körper umfassend und schonend zu formen.
Neben den Balletttänzern waren es vor allem die Schauspieler, die sich von dem Übungsprogramm des deutschen Emigranten einen perfekt gestylten Körper versprachen. Schließlich waren ein geschmeidiger Körper, Ausstrahlung, Beweglichkeit und Haltung ihr Kapital und daher ausschlaggebend für ihre Leinwandpräsenz. Ein weiterer Vorteil des Körpertrainings war, daß es den Prominenten zu einem straffen Körper verhalf, ohne daß die individuelle Körperform durch einseitigen Muskelaufbau verfremdet wurde. Damals wollte keine Leinwand-Diva, daß sich unter ihrem fließenden Seidenkleid dicke Muskelpakete abzeichneten. Schon Katherine Hepburn verdankte zumindest zum Teil ihre raubkatzengleiche Eleganz dieser Technik. Die Liste der damaligen prominenten Kundschaft ist lang. Um nur einige weitere Namen zu nennen: Filmstars wie Gregory Peck, Laurence Olivier und Lauren Bacall schwörten auf die eigenwillige Übungs-Rezeptur Pilates'. Heute gehören Stars wie Madonna, Sharon Stone, Patrick Swayze zu den Anhängern dieses Körpertrainings.
Die Pilates Studios am Broadway sind noch immer eine gefragte Adresse für Prominente oder im weitesten Sinn für die Reichen und Schönen. Zum Glück ist jedoch seine ganzheitliche Körperlehre nicht mehr ausschließlich einem elitären Kreis vorbehalten. Inzwischen gibt es allein in Amerika rund vierhundert Studios, die sich mehr oder weniger direkt auf die Technik des Körpergurus berufen oder beziehen. Sie tritt dabei nicht immer explizit namentlich in Erscheinung. Dafür gibt es einen Grund: Die Lizenznehmer der Pilates Methode wachen mit Argusaugen über die richtige Anwendung der Übungen. Wenige lizensierte Trainer dürfen denn auch nur behaupten, die Methode unterrichten zu können. Und noch weniger erhalten schließlich die Lizenz, ein Studio zu eröffnen, das den Namen Pilates im Titel trägt.
Wer einmal einen Blick in eines der New Yorker Pilates Studios wirft, in dem regelmäßig viele professionelle Tänzer der Metropolitan Opera trainieren, wird staunen, in welch zügigem Rhythmus dort das Programm absolviert wird. Entspannung ist hier nicht

angesagt. Die oftmals wie Maschinenparks ausgestatteten Studios gleichen vielmehr einer Kaderschule als einer Meditationsstätte. Ein Normalsterblicher kann leicht den Eindruck gewinnen, daß nur Spitzensportler, Tänzer und durchtrainierte Stars die Übungen ausführen können. Es sei an dieser Stelle einmal klar und deutlich gesagt: Zum Teil ist dies auch der Fall. Viele Bewegungsabläufe erfordern ein Höchstmaß an Kontrolle, Dehnbarkeit und Disziplin. Unter medizinischen Gesichtspunkten wäre es nicht vertretbar zu behaupten, daß sie jedermann praktizieren könne. Gerade die Arbeit an den Geräten, wie dem Reformer oder dem „Arm-Chair" – ein weiteres Gerät, das Pilates entwickelt hat –, setzen ein Höchstmaß an Geschmeidigkeit und Muskelkraft voraus.

Die Grundlagen des ganzheitlichen Körpertrainings

Die Ursprünge der Methode

In seinem Anliegen, physiologische und damit auch mentale Ausgeglichenheit wiederherzustellen, hat sich Joseph Pilates von fernöstlichen Meditationstechniken beeinflussen lassen. Konzentration, Präzision und Atmung spielen beispielsweise beim Yoga eine entscheidende Rolle. Ähnlich wie bei den Stellungen des Hatha-Yoga wird jede seiner Übung in ihrem technischen fließenden Ablauf höchst präzise und kontrolliert ausgeführt.

Zum besseren Verständnis der ganzheitlich orientierten Pilates-Technik soll zunächst einmal auf die Grundlagen des Yoga eingegangen werden.

Yoga – der Weg zum Göttlichen

Yoga ist ein höchst komplexes religiöses oder auch spirituelles Meditationssystem, das zum Ziel hat, die Seele von der Materie zu befreien, um den Menschen in einen Zustand reinen Bewußtseins zu führen. Yoga heißt wörtlich übersetzt „unter demselben Joch wie das Göttliche“ oder „Anschirren und Anspannen der Seele an Gott“. Das Wort Yoga meint laut André Lysebeth u.a. „den Zustand, in welchem sich der Mensch als Erscheinung dem wirklichen Menschen verbindet und damit sich selber in seiner wahren Existenz gefunden hat und ihr gemäß lebt“.

Durch hohe Konzentration auf ein Objekt versucht der Yogi (der Yoga-Praktizierende), Kontrolle über die Aktivitäten des Unbewußten zu erreichen. Jede mit Hingabe und Konzentration verfolgte Technik kann nach indischer Auffassung zu einer höheren Bewußtseinsstufe führen.

Es gibt viele Yoga-Formen. Hier seien einige wesentliche genannt:

- Jnana-Yoga – intellektuelle Erkenntnis
- Bhakti-Yoga – Menschenliebe und hingebende Liebe zu Gott
- Raja-Yoga – verinnerlichte Konzentration
- Karma-Yoga – selbstloses Handeln
- Hatha-Yoga – Körperübungen

Die Anwendung einer Form von Yoga schließt die anderen nicht aus. Grundsätzlich sagen die weisen Meister, daß man nicht nur einen Weg, also beispielsweise den des selbstlosen Handelns, beschreiten kann, da alle Wege an einem Punkt wieder zusammenführen. Ein Yogi praktiziert je nach Veranlagung hauptsächlich eine Yoga-Form, die demnach immer Berührungspunkte zu den anderen Formen aufweist. Yoga war ursprünglich nur auserlesenen Schülern vorbehalten, und diese wurden von dem Meister (Guru) individuell unter Aufsicht trainiert.

Wenn wir im Westen von Yoga reden, meinen wir gewöhnlich ausschließlich Hatha-Yoga. Das Hatha-Yoga umfaßt Körperübungen, die in Verbindung mit Atemübungen ausgeführt werden. Die Stellungen, die der Yogi einnimmt, heißen „Asanas", die Beherrschung des Atems „Pranayama".

Das integrale Hatha-Yoga (d. h. die Einbeziehung der anderen Yoga-Formen) eignet sich schlichtweg nicht für die Menschen der abendländischen Kultur und kann nur innerhalb der indischen Kultur und Religion praktiziert werden. Aber auch das Hatha-Yoga selbst hat eine wesentliche spirituelle Komponente: Der Erfolg der körperlichen Praktiken hängt somit unmittelbar von der spirituellen oder religiösen Haltung des Ausübenden ab.

Hier im Westen wird Hatha-Yoga vorwiegend zur Steigerung körperlicher Gesundheit ausgeübt, ohne daß die Ziele des Yoga und seine spirituelle Komponente weiter berücksichtigt werden. Daher besteht die Gefahr, daß Anfänger sich überschätzen und Stellungen praktizieren, bei denen sie sich verletzen. Dies kann nicht nur bei den akrobatisch erscheinenden Praktiken der Fall sein, sondern selbst bei einfacheren, harmlosen Stellungen. Die hochempfindlichen Halswirbel können gestaucht werden, und es kann zu Störungen im Atmungsapparat kommen. Darum ist es schon verwunderlich und mit einer Portion Skepsis zu betrachten, daß Yoga in den westlichen Ländern derart inflationär angeboten wird. In den letzten Jahrzehnten hat diese asiatische Disziplin einen Boom sondersgleichen erlebt, und sie wird mittlerweile an tausenden Schulen, in jedem zweiten Verein und in vielen Studios angeboten und gelehrt.

Man kann nicht leugnen, daß die Ergebnisse, die durch die klassischen Techniken des Hatha-Yoga erreicht werden, nicht überzeugend wären. Sie führen zu Elastizität und Flexibilität, vor allem der Wirbelsäule, zur Entspannung der Muskulatur sowie zur Belebung der Organe und Nervenzentren, mit einem Wort zu Wohlbefinden und Gesundheit. Joseph Pilates erkannte den Nutzen dieser ganzheitlich orientierten Technik, die Körper und Geist gleichermaßen berücksichtigte. Wie ließen sich aber die Vorzüge der fernöstlichen meditativen Lehre mit den abendländischen Ansprüchen an Leistungssteigerung und Muskelaufbau verbinden? Ganz konkret gesprochen: Wie ließen sich Muskeldehnung und Muskelkräftigung verbinden? Für Pilates stand die Kräftigung des Bauchbereichs im Mittelpunkt seiner Methode: Genau an diesem Punkt konnte er auf die fernöstliche Atemtechnik zurückgreifen. Er beging jedoch nicht den Fehler, der spirituellen Komponente dabei eine zu hohe Bedeutung beizumessen. Er glaubte, daß der Praktizierende allein schon durch die Konzentration des Geistes auf die Körperabläufe und auf das Körperzentrum zu sich fände und Körper und Geist wieder zusammengeführt würden. Um uns den Zugang zu unserem eigenen Körper zu erleichtern, hat Pilates wie in der Meditation sehr viel mit bildhaften Vorstellungen gearbeitet. Bilder entlasten unseren Geist. Wir verstehen unmittelbar, was der Zweck einer Übung ist. Damit wird verhindert, daß der Geist in ein intellektuelles Nachdenken verfällt und unsere natürlichen Bewegungen blockiert werden.

Die sechs goldenen Regeln

Kontrolle, Konzentration und Präzision, Atmung sowie Zentrierung sind wesentliche Voraussetzung bei Pilates' Übungsprogramm. All diese Prinzipien oder auch Regeln können nicht voneinander losgelöst gesehen werden: Kontrolle und Präzision erfordern Konzentration und Zentrierung, Zentrierung erfordert die richtige Atemtechnik. Den fließenden Bewegungsablauf könnte man als das Ergebnis, die Summe der anderen fünf Prinzipien begreifen. Sie sind deshalb in eine Reihenfolge gebracht worden, die nicht willkürlich oder zufällig ist, sondern das Verstehen und Beachten der einzelnen Regeln erleichtern soll.

Konzentration

Wenn wir uns bei jeder Bewegung, die wir machen, vollständig auf den jeweiligen Muskel konzentrieren, den wir im Ablauf einer Übung anspannen müssen, entwickeln wir nach und nach ein neues Bewußtsein für unseren Körper. Zugleich müssen wir auch den Blick auf alle anderen Körperpartien lenken und beobachten, welche weiteren Bewegungen durch die eine kleine Initialbewegung ausgelöst werden. Durch die Konzentration auf unseren gesamten Körper und seine Reaktionen schulen wir unsere Tiefenwahrnehmung. Das fällt vielen Menschen zunächst ungemein schwer. Deshalb sollte man sich bei den folgenden Übungen Zeit lassen und sie langsam ausführen. Das ist der fundamentale Unterschied zur üblichen Gymnastik. Dort führen wir eine Übung aus und achten nicht darauf, was mit dem Rest des Körpers passiert. Wir bemerken bei der Ausführung nicht, ob wir automatisch eine Schulter hochziehen oder das Becken kippen oder ob wir den Nacken verkrampfen und dabei das Kinn zu einem attraktiven Doppelkinn einziehen oder die Stirn krausen. Die kleinste Bewegung kann große Folgen haben. Pilates' Ziel war es, den unerwünschten Automatismus bei Bewegungsabläufen zu durchkreuzen und unter Kontrolle zu bekommen. Erst die Konzentration ermöglicht eine sinnvolle und korrekte Koordination des Körpers. Wenn wir uns voll und ganz konzentrieren, setzt hinterher die belebende Entspannung ein.

Übungen zur Körperkonzentration – Nehmen Sie sich wahr!

Dieser kleine Test findet in drei Schritten statt:

1. Legen Sie sich ausgestreckt auf den Fußboden, auf eine Decke oder ähnliches. Wie fühlen Sie sich? Ganz entspannt? Überprüfen Sie dies. Liegt der Kopf gerade auf der Unterlage, oder fällt er nach hinten? Richten Sie Ihr Augenmerk bitte gezielt auf den Rücken: Liegt er flach auf oder zeigt die untere Rückenpartie einen deutlichen Abstand zur Unterlage? Wie viele Handflächen passen dazwischen, eine oder zwei, was schätzen Sie? Da die Wirbelsäule im Lendenbereich eine natürliche s-förmige Krümmung aufweist, ist es normal, daß dort ein beträchtlicher Abstand ist. Jetzt versuchen Sie, Ihren Rücken nach unten gegen die Hand zu drükken. Welche Muskeln benutzen Sie? Was passiert mit den Füßen, den Knien, dem Po, dem Kopf?

2. Nun winkeln Sie beide Beine an, der Abstand der Beine ist beckenbreit. Die Arme legen Sie neben den Oberkörper. Jetzt sollten Sie wirklich ganz bequem und entspannt liegen. Wie haben Sie Ihre Füße aufgesetzt, sind die Zehen entspannt? Der Abstand zwischen Ihrer unteren Rückenpartie und der Unterlage müßte sich deutlich verringert haben. Drücken Sie den Rücken nun gegen den Boden? Welche Muskeln benutzen Sie jetzt? Jetzt nehmen Sie als nächstes die Arme hoch und legen Sie sie hinter Ihrem Kopf ab. Was passiert nun mit den Schultern, dem Kopf, dem Nacken? Ziehen Sie die Schultern hoch oder spannen Sie den Nacken an oder legen Sie die Stirn in Falten? Fallen Sie ins Hohlkreuz? Machen Sie sich bewußt, daß all dies geschieht, wenn Übungen auf herkömmliche Art unkontrolliert und unkonzentriert ausgeführt werden.

3. Nun ziehen Sie Ihr linkes Bein erst zum Rumpf und strecken es dann senkrecht in die Höhe, so daß Bein und Boden einen rechten Winkel bilden. Ihre Arme liegen nun wieder entspannt neben dem Körper. Checken Sie nun Ihren ganzen Körper durch, welche Reaktionen zeigt er? Können Sie Ihr Bein ganz ausstrecken? Falls nicht, sind vermutlich die hinteren Oberschenkelmuskeln oder Hüftbeuger verkürzt. Welche Fußhaltung nehmen Sie ein? Liegt Ihr linkes Becken noch vollständig und gerade auf der Unterlage, oder haben Sie die Hüfte hochgezogen? Bei Ungeübten ist es nicht ungewöhnlich, wenn sie den Hals nach hinten biegen, die Schultern hochziehen oder das Knie des gehobenen Beines anwinkeln. Machen Sie eine Skizze von sich, wo liegen Ihre körperlichen Schwächen und Stärken?

Zentrierung

Die wesentliche Voraussetzung zur Beherrschung der hier vorgestellten Körpertechnik bildet die Reaktivierung und Kräftigung des Bauchbereichs. Pilates nannte ihn das „Powerhaus", weil er unser eigentliches Kraftzentrum ist. Alle Kraft geht vom Bauche aus, lautete eine seiner Parolen. Das Powerhaus beginnt unterhalb des letzten Brustwirbels und erstreckt sich bis zu den Hüftknochen. Das Übungsprogramm nach Pilates wirkt sich besonders positiv auf die Körpermitte aus, die bedauerlicherweise mit zunehmenden Alter häufig breiter wird. Vor allem die schrägen Muskeln werden trainiert. Die Zentrierung wirkt von innen nach außen, es ist, als würden wir ein inneres Korsett tragen. Dies ist allerdings weitaus wirkungsvoller als ein Korsett, das wir anziehen.

Das optische Resultat ist wirklich bemer-

kenswert. Welche Frau wünscht sich nicht einen flachen Bauch und eine feste Taille? Wenn Sie diese Technik erst einmal regelmäßig betreiben, können Sie diese typischen Attribute einer jungen Frau zurückerhalten.
Eine guttrainierte Bauchmuskulatur ermöglicht eine gleichmäßige Belastung der Wirbelsäule. Die großen Muskelstränge werden entlastet und eine größere Beweglichkeit erreicht. Die queren und die externen sowie die internen schrägen Bauchmuskeln, die hierbei trainiert werden, sind wichtige Beckenstabilisatoren. Sie tragen wesentlich zur Entlastung der Lendenwirbel bei. Das beständige Zusammenwirken der Bauch- und Rückenmuskulatur führt schließlich zu einer sehr guten Körperhaltung. Die Flexibilität unserer Körperachse wird erhöht.
Sie sollten sich folgende Sätze einprägen und sie sich beim Praktizieren der Übungen immer wieder in Erinnerung rufen und beständig vorbeten: Sie sind von größter Wichtigkeit!!!

Alle Übungen setzen das Beherrschen der Zentrierung voraus und beginnen in dieser Ausgangsposition, d. h. jede Bewegung beginnt im Zentrum.

1. Bauchnabel zum Rückgrat!
Stellen Sie sich dabei vor, daß Ihr Bauchnabel mit Hilfe eines Bandes von innen zur Wirbelsäule gezogen wird.

Für die Übungen, die auf dem Rücken ausgeführt werden, gilt außerdem:
2. Rückgrat zur Matte!
Stellen Sie sich vor, daß Ihre fünf Lendenwirbel an der Matte festgeklebt oder festgeschraubt sind.

Atmung

Atmen heißt Leben! Die Reinigung des Blutes findet in der Lunge statt. Das heißt in der Konsequenz, wenn wir nicht richtig atmen, werden unsere Organe und Zellen unzureichend mit frischem Sauerstoff versorgt. Je besser wir atmen, desto besser kann sich unser Körper von den Abfallstoffen, die in das Blut ausgeschüttet werden, reinigen. Wenn die roten quergestreiften Muskeln tätig sind, fließt ca. 40 mal so viel Blut durch die Muskeln wie in Ruhestellung. Es ist nur plausibel, daß dieses Blut möglichst sauerstoffreich sein sollte. Dies können wir durch eine richtige Atmung gewährleisten.
Durch eine bewußte Atmung können wir

außerdem die organische Widerstandskraft steigern und uns dabei aufs Wunderbarste entspannen. Nicht umsonst sagt der Volksmund, „Atme erst einmal kräftig durch!", wenn etwas einem den Atem verschlagen hat. Durchatmen heißt, daß man sich besinnt und seinen inneren Standort wiederfindet.

Damit das Blut mit möglichst viel Sauerstoff versorgt werden kann, müssen die Lungen zuvor so gut wie möglich entleert werden. Der Ausatmungsprozeß sollte daher im Normalzustand doppelt so lange dauern wie die Dauer der Einatmung.

Die ideale Atmung ist tief, langsam, leise und leicht. Die Einatmung sollte niemals forciert werden, sondern eher passiv sein. Aus dem Yoga kennen wir drei Formen zu atmen: die Schlüsselbeinatmung, die Brustkorbatmung und die Bauchatmung. Sie werden in einer rhythmischen Wellenbewegung zur sogenannten vollständigen Atmung verbunden.

Die Zentrierung beginnt mit einer Bauchatmung: Während Sie einatmen, hebt sich der Bauch. Wenn Sie nun langsam durch den Mund ausatmen, senkt sich der Bauch von ganz allein nach unten. „Wringen Sie Ihre Lungen so aus, als ob Sie ein nasses Handtuch auswringen würden", lautete eine der Parolen Pilates'. Doch selbst bei einer kräftigen Ausatmung wird die Luft nicht völlig aus den Lungen gepreßt, sondern es bleibt immer ein Rest Atem zurück. Diese sogenannte Residualluft, die selbst nach sehr angestrengter Ausatmung zurückbleibt, beträgt immerhin noch tausend Kubikzentimeter. Denken Sie trotzdem während des Ausatmungsvorgangs an den Satz von Pilates, um den Sauerstoffaustausch zu optimieren. Nach ruhiger Ausatmung bleiben nämlich immerhin rund fünfhundert Kubikzentimeter mehr Luft in den Lungen. Das kräftige Ausatmen hat außerdem einen weiteren entscheidenden Effekt: Es wird durch die externen schrägen und die queren Bauchmuskeln unterstützt. Nutzen Sie diese Gelegenheit: Wenn der Bauch ganz unten ist, spannen Sie diese schrägen Bauchmuskeln bewußt noch weiter an. Das heißt, genau in diesem Moment versuchen Sie den Abstand vom Nabel zum Rückgrat zu verringern. Jetzt atmen Sie wieder ein, aber nicht mehr in den Bauch, denn der Bauch soll weiterhin unten bleiben, die Spannung gehalten werden. Versuchen Sie statt dessen die Atmung zu den Seiten des Brustkorbs auszudehnen: Dies ist die sogenannte bilaterale Atmung.

Die Bauchmuskeln bleiben während der Übung durchgehend angespannt, nur so ist ein präzises und kontrolliertes Ausführen eines Bewegungsablaufs gewährleistet.

Grundsätzlich gilt:
Wir atmen ein, um eine Übung vorzubereiten oder einzuleiten, also in der Ausgangsposition. Allerdings nicht bei starker Beugung!
Unter Belastung, also während der Bewegung, atmen wir aus. Allerdings nicht bei extremer Dehnung!

Atemübung: Die Katze

Die folgende Übung ist eine wunderbare bewährte Yoga-Stellung und dürfte in der Ausführung keinerlei Schwierigkeiten bereiten. Sie ist ideal, um das leichte passive Einatmen und das kräftige Ausatmen zu verstehen. Sie erleichtert außerdem die Zentrierung, weil sie eine genaue Kontrolle der Bauchmuskulatur erlaubt. Daher wirkt sie sehr entspannend. Diese Yogaübung ist eine gute Vorbereitung für alle im Kapitel „Die Matte" beschriebenen Übungen. Sie können Sie vor jedem Training machen.

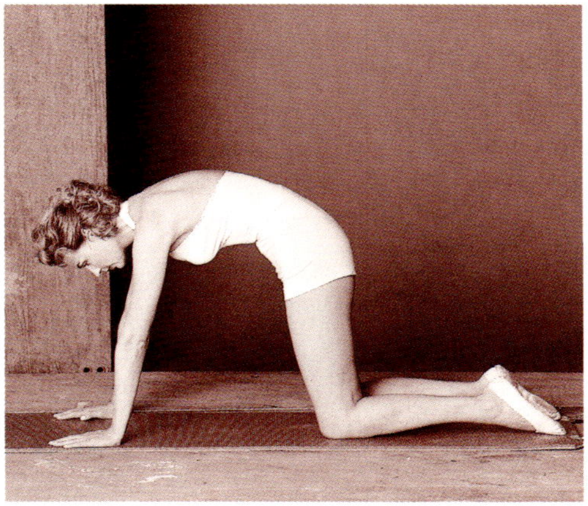

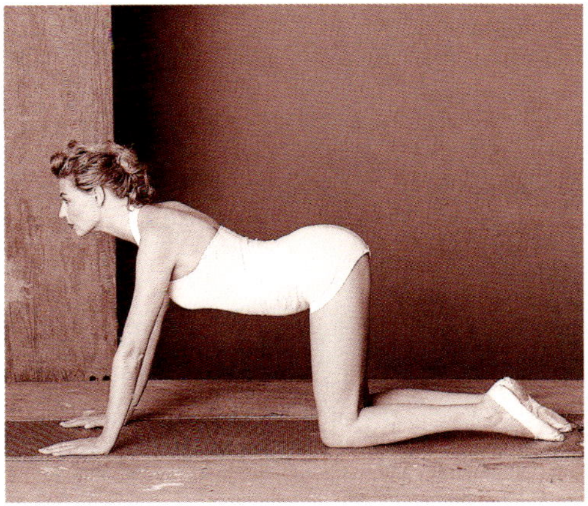

Gehen Sie in den Vierfüßlerstand – also auf Hände und Knie. Sie werden augenblicklich die enorme Entlastung der Wirbelsäule bemerken, vor allem der unteren fünf Lendenwirbel. Da die Körpermasse sich jetzt parallell zum Boden befindet, wirkt die Anziehungskraft der Erde gleichmäßig auf den Rumpf ein. Hände und Knie sollten schulterbreit aufliegen. Während Sie die Wirbelsäule nach oben Richtung Zimmerdecke drücken, also einen Katzenbuckel machen, fühlen Sie ausgehend vom unteren Wirbel jeden einzelnen Wirbel nach. Pressen Sie aktiv die restliche Luft aus Ihren Lungen und spannen Sie die Bauchmuskulatur an. Der Blick geht Richtung Bauchnabel. Für die nun folgende leichte passive Einatmung, müssen Sie die Bauchmuskeln möglichst vollständig loslassen. Während Sie Wirbel für Wirbel ins Hohlkreuz fallen, wird ohne Zutun und Kraftaufwand langsam Luft in Ihre Lungen strömen. Spannen Sie dabei die Lenden an und heben Sie den Kopf. Wiederholen Sie die Übung einige Male.

Übung zur Koordinierung von richtiger Atmung und Zentrierung – Dehnung der Wirbelsäule

Setzen Sie sich auf den Fußboden, wenn möglich vor einen Spiegel. Stellen Sie die Beine in einem Winkel von 30-45 Grad leichtgebeugt auf. Der Po sollte fest und schwer auf dem Untergrund ruhen. Sie sollten wirklich das Gefühl haben, daß das ganze Gewicht des Rumpfes auf dem Gesäß lastet. Die Arme strecken Sie nach vorne aus, Handflächen zeigen nach unten. Heben Sie das Brustbein an. Versuchen Sie, den Rumpf gerade aufzurichten, und zwar von dem untersten Lendenwirbel her. Lassen Sie die Schultern dabei unten, allerdings ohne sie angestrengt nach hinten oder nach unten zu drücken, das würde zu Verspannungen der Muskulatur im Halswirbelbereich führen. Halten Sie den Kopf gerade und blicken Sie in den Spiegel. Während Sie ausatmen, spannen Sie die Bauchmuskulatur kräftig an. Dabei bewegt sich der Nabel zwangsläufig Richtung Wirbelsäule. Stellen Sie sich vor, daß durch Ihren Körper von oben nach unten eine Schnur läuft und Sie wie eine Marionette von der Kopfmitte aus nach oben gezogen werden. Halten Sie mit der Einatmung das Zentrum weiter angespannt. Wenn Sie wieder ausatmen, versuchen Sie sich noch weiter aufzurichten, also Ihren Körper nach oben hin zu dehnen und sich dabei gleichzeitig einige Zentimeter nach vorne zu bewegen. Der Rumpf bildet dabei eine Gerade. Knicken Sie nicht in der Hüfte ein. Bleiben Sie dabei unbedingt weiter fest im Kontakt mit dem Untergrund. Der Kopf bildet die natürliche

Verlängerung des Nackens, also eine gerade Linie. Bei dieser Übung werden Sie merken, daß die Lendenwirbel gedehnt werden und die Bauchmuskulatur gekräftigt wird. Wiederholen Sie die Übung drei- bis fünfmal. Manche verspüren nach der Übung ein angenehmes Wärmegefühl im Rücken.

Beobachten Sie sich während der Übung im Spiegel. Betrachten Sie Ihren Körper! Entdecken Sie sich!

Halten Sie Ihren Kopf wirklich gerade? Heben Sie die eine Schulter mehr als die andere? Wo fühlen Sie Verspannungen? Schieben Sie das Becken eventuell zu einer Seite mehr vor? Da die meisten von uns entweder Rechts- oder Linkshänder sind, sind unsere Körperseiten entsprechend unterschiedlich stark entwickelt.

Verspannungen weisen übrigens darauf hin, daß unnötig viel Kraft und Energie in bestimmte Körperpartien fließt.

Kontrolle

Kontrolle setzt wiederum ein Höchstmaß an Konzentration voraus. Wir können eine Bewegung nur kontrolliert ausführen, wenn die Zentrierung und die Atemtechnik beherrscht werden. Eine einfache Bewegung ist letztlich sehr komplex, und ihre unkontrollierte Ausführung kann unserem Körper sehr viel Schaden zufügen. Zerrungen, Verrenkungen passieren nicht von ungefähr meistens bei alltäglichen unkontrollierten, oftmals ruckartigen Bewegungen. Wenn im Ablauf einer Übung der jeweils richtige Muskel benutzt und angespannt wird, behalten wir die vollständige Kontrolle. Wird die Belastung zu groß oder fordern wir zu viel, verlieren wir die Kontrolle. Wir müssen ein Gespür dafür entwickeln, wo genau unsere Belastungsgrenze liegt. Denn nur dann können wir unliebsame Folgeerscheinungen vermeiden und ihnen entgegenwirken. Genauso gilt umgekehrt: Wenn man ein hohes Maß an Power und Energie hat, sollte man damit maßvoll umgehen und nur die nötige Kraft aufwenden und diese dafür im wahrsten Sinne des Wortes gezielt in die richtigen Muskelbahnen leiten. Unsere körperliche Leistungsfähigkeit und Dehnbarkeit kann von Tag zu Tag sehr unterschiedlich sein und muß jedesmal neu ausgelotet werden.

Kontrolle setzt auch Koordinationsfähigkeit voraus. Welche Muskeln müssen in welcher Folge angespannt werden und welche Muskeln müssen entspannt bleiben? Kontrolle habe ich, wenn ich die Anspannung bestimmter Muskeln und die Entspannung der anderen Muskeln koordinieren kann. Vielen Anfängern bereitet die richtige Koordination von Muskelanspannung und -entspannung Probleme. Um so mehr unsere Fähigkeit zur Zentrierung steigt, desto einfacher ist es, Muskeln gezielt anzuspannen.

Präzision

Kontrolle und Präzision bedingen einander. Wenn wir Kontrolle über unseren Bewegungsablauf haben und die Bewegungen nicht mehr dem Zufall überlassen, können wir eine Übung auch präzise ausführen. Wenn beispielsweise mit der Ferse kleine Kreise gemalt werden sollen, wird diese Bewegung nach Möglichkeit exakt ausgeführt, das heißt, es darf nicht gehackt werden. Dies ist nur möglich, wenn ich über eine ausreichende Kontrolle des Zentrum verfüge. Wenn eine Bewegung nicht präzise ausgeführt werden kann, mangelt es an Stabilität. Vermutlich sind die Bauchmuskeln, die Lenden- oder Gesäßmuskeln zu wenig angespannt.

Fließender Bewegungsablauf

Entscheidend für die Bewegungsdynamik ist die richtige Atemtechnik. Die Atmung bestimmt auch die Art und die Richtung der Bewegung, also ob die Bewegung den Körper gleichmäßig und sanft wie eine Welle von oben nach unten oder umgekehrt durchläuft. Wie schon gesagt nimmt jede Bewegung ihren Ausgang im Zentrum. Deshalb haben wir nur Kontrolle über den fließenden Bewegungsablauf, wenn das Kraftzentrum gestärkt und damit das Becken stabil ist. Die Beherrschung aller fünf vorher beschriebenen Regeln ermöglicht somit erst den fließenden Bewegungsablauf.

Die Matte

Bevor Sie starten

Wichtiger Hinweis:
Falls Sie bereits unter bestimmten Beschwerden leiden, sollten Sie in jedem Fall einen Arzt konsultieren, bevor Sie mit dem Training beginnen. Es sollte „grundsätzlich einem neuen Übungsprogramm ein Aufnahmebefund über existierende Schäden des Bewegungsapparates vorhergehen", rät Physiotherapeut Andreas Risch. Sobald Ihnen eine Übung Schmerzen verursacht, sollten Sie sie sofort beenden.

Schaffen Sie optimale Voraussetzungen, die es Ihnen erleichtern, sich zu entspannen und zu konzentrieren.

- Lüften Sie das Zimmer gut durch, bevor Sie mit den Übungen beginnen!
- Achten Sie darauf, daß Sie nicht gestört werden!
- Das Zimmer sollte etwas wärmer als ein Schlafzimmer und kühler als ein Wohnzimmer sein.
- Wenn Sie gerne Musik hören, stellen Sie sie nicht zu laut!
- Verschaffen Sie sich genügend Platz für Ihre Übungen!
- Ziehen Sie bequeme, atmungsaktive Kleidung an! Sie sollte keinesfalls Ihre Taille oder Ihren Brustkorb einengen, da dadurch die Atmung erschwert wird. Verzichten Sie auf den Büstenhalter! Ein langer Einteiler aus Baumwolle oder ein Body kombiniert mit einer elastischen Hose sind ideal. Tragen Sie keine schweren Turnschuhe, sondern lieber dicke Antirutsch-Socken oder bequeme Gymnastikschuhe.

Sie benötigen:

- eine Matte oder eine matteähnliche Unterlage. Die Unterlage sollte über eine gewisse Festigkeit verfügen. Wenn sie zu weich ist, können Sie das Rückgrat nicht zur Matte pressen. Sie würden nicht über die nötige Stabilität verfügen, um die Bewegungen kontrolliert ausführen zu können. Die Unterlage darf jedoch auch keinesfalls zu hart sein, da sonst die Wirbelsäule geschädigt werden kann.

Beispielsweise eignet sich eine Isomatte, auf die Sie eine dicke Wolldecke legen können.

- eine schmale Nackenrolle, falls Sie unter Verspannungen im Schulter- oder Halsbereich leiden. Sie können auch ein kleines

dünnes Kissen zusammenrollen.
- ein Seil oder einen Stock (ca. 80 cm bis 1m lang)
- als guttrainierter Anwender Manschetten – das sind Gewichte, die um jede Fußgelenk gelegt und mit einem Klettverschluß befestigt werden –, sie dürfen allerdings nicht zu schwer sein.

Folgendes sollten Sie unbedingt beachten:

- Vermeiden Sie es, sich zu überanstrengen, machen Sie die Bewegungen nicht mit Gewalt! Nehmen Sie Körperwiderstände wahr und richten Sie sich nach ihnen. Sie brauchen sich nicht zu quälen.
- Machen Sie sich bewußt, es geht nicht darum, eine Übung möglichst oft zu wiederholen, sondern den technischen Ablauf einer Übung in höchster Präzision auszuführen.
- Üben Sie sich in Geduld und bedenken Sie: Der Weg ist das Ziel!

Haltungen

Bevor Sie mit den Übungen anfangen, sollten Sie nicht nur die sechs goldenen Regeln verinnerlicht haben. Um Verspannungen oder Fehlhaltungen vorzubeugen, ist es sinnvoll, daß Sie sich ebenfalls vorab mit der Haltung einzelner Körperpartien beschäftigen:

Gerade Kopfhaltung

Wichtigste Voraussetzung für eine gerade Kopfhaltung sind ein entspannter und gedehnter Hals und Nacken. Ein langer Hals wirkt äußerst anmutig, ja der Schwanenhals gilt allgemeinhin als Inbegriff für Anmut. Doch die Nackenmuskulatur zu dehnen, fällt vielen Menschen ungemein schwer. Durch unseren alltäglichen Stress – man denke bloß an das Autofahren im Stadtverkehr oder an die Schreibtisch- und Computerarbeit – beanspruchen wir die Nackenmuskulatur sehr stark.

Der Kappenmuskel (Trapezius) – ein Rückenmuskel, der am Schulterblatt und der Schulterblattgräte ansetzt – verhärtet sich. Hinzu kommt, daß die sieben hoch beweglichen Halswirbel sehr feingliedrig sind und besonders empfindsam auf Stress reagieren. Immerhin sind hier 60 Prozent der Bewegungsrezeptoren angesiedelt. Oftmals sind die Muskeln, die sie stützen, wie Kopfnicker und Riemenmuskeln, verkürzt. Dadurch werden die Nick- und Drehbewegungen des Kopfes erschwert. Um diese Muskeln wieder zu dehnen und damit die Arbeit der Halswirbel zu erleichtern, sollten Sie den „Kopf ruhig hoch tragen". Das heißt nicht, daß Sie das Kinn nach oben recken sollen, sondern im Stehen oder im Sitzen den Nacken lang machen. Stellen Sie sich vor, Sie werden vom Scheitelbein des Kopfes aus zur Decke gezogen. Dabei werden Sie merken, daß dies nur möglich ist, wenn Sie das Brustbein heben. Die Schulterblätter sinken dann nach unten und entlasten die Wirbel.

Wenn der Kopf in Rückenlage abgelegt wird, achten Sie darauf, daß sich der Hals nicht nach oben biegt oder krümmt. Diese verkrampfte Haltung zieht automatisch eine Verspannung des Kappenmuskels nach sich. Versuchen Sie, den Nacken zu dehnen, indem Sie den Kopf etwas weiter unten auf das Hinterhauptsbein ablegen, möglichst ohne dabei das Kinn krampfhaft zur Brust zu drücken. Falls Ihnen diese Haltung Schwierigkeiten bereitet, sollten Sie den Kopf auf eine dünne Nackenrolle oder ein dünnes Kissen ablegen.

Kinn zur Brust

In vielen Übungen geht es darum, den Nacken lang zu machen. Bei den Rollbewegungen heißt es dann „Kinn zur Brust". Diese Kopfhaltung soll Ihnen helfen, sich auf das Zentrum zu konzentrieren. Dabei sollte jedoch das Kinn nicht nach unten zur Kehle gepreßt werden, sondern nach vorne Richtung Brust gezogen werden. Ansonsten entsteht ein unschön aussehendes Doppelkinn.

Schultern

Leichte Schultern heißt die Devise dieses Trainingsprogramms. Das ist in der Tat gerade für Anfänger leichter gesagt als getan. Denn einer der häufigsten Fehler, den Anfänger begehen, ist, daß sie aufgrund der Anstrengung die Schultern hochziehen. Das sollte unbedingt vermieden werden. Die wichtigste Voraussetzung für leichte Schultern ist, daß Sie das 18 cm lange Brustbein (Sternum) anheben. Dadurch wird die Brustwirbelsäule begradigt, und die Schulterblätter wandern automatisch nach unten. „Um die Halswirbelsäule in eine neutrale Stellung zu bringen, ist es wesentlich, den Brustkorb zusammen mit der Brustwirbelsäule zu korrigieren", erklärt der Physiotherapeut Andreas Risch. Da Rücken- und Schulterblattmuskel in einem Bewegungszusammenhang stehen, werden unterer Kappenmuskel und der obere hintere Sägemuskel (Serratus posterior) sowie die Rückenstrecker gleichermaßen trainiert. Dadurch kann typischen Erkrankungen wie Rundrücken oder hochgezogene Schultern entgegengewirkt werden.

Fußstellungen

Grundsätzlich gibt es zwei Fußstellungen: Den angezogenen und den leicht gestreckten Fuß.

Wenn Sie den Fuß anziehen, achten Sie darauf, daß Sie die Fußspitzen nicht verkrampfen und sie nach innen rollen. Wenn die Ferse durchgedrückt wird, sollten die Zehen möglichst entspannt bleiben. Diese Fußstellung hat den Vorteil, daß die Achillessehne, die oftmals verkürzt ist, wieder gedehnt wird. Zusätzlich erhöht sich das Kontrollvermögen über den Bewegungsablauf.

Joseph Pilates hat bei seinen Übungen den stark durchgestreckten, sogenannten spitzen Fuß vermieden. Weil dieser, so der Physiotherapeut Risch, „das Sprunggelenk zu passiv in einer Endstellung fixiert und die Muskeln sich nicht mehr aktiv und dynamisch stabilisieren können. Außerdem wird aufgrund der übermäßigen Beanspruchung der Strecker der Bewegungsfluß gestört." Ein zu stark durchgestreckter spitzer Fuß kann auch zu Krämpfen führen.

Hüfte und Becken

Die Versteifung der Hüftgelenke ist eine der Hauptursachen für Schmerzen im unteren Lendenbereich. Oftmals sind Hüftbeuger (Psoas ist der Hauptlendenmuskel) und Oberschenkelanziehmuskel (Adduktor) – einer der hinteren Oberschenkelmuskel – verkürzt. Gleichzeitig sind Hüftstrecker und Bauchmuskeln schwach entwickelt. Ein Hohlkreuz ist die Folge. Ziel vieler Übungen ist daher, die Beweglichkeit in den Gelenken durch die Verbesserung der Muskeldehnbarkeit zu erreichen. Hierdurch verbessert sich insgesamt die Beckenstabilität. Darum werden die Beckenstabilisatoren wie Großer und Langer Oberschenkelanziehmuskel sowie die ischiocrurale Muskelgruppe – bestehend aus dem zweiköpfigen hinteren Oberschenkelmuskel, dem Flachsehnenmuskel und dem Halbsehnenmuskel – gedehnt. Falls

Hüftbeuger und die anderen genannten Muskeln sehr verkürzt sind, ist es ratsam, sich ein festes kleines Kissen unter das Becken zu legen. Die wichtigsten Beckenstabilisatoren sind schließlich die internen und externen schrägen und die queren Bauchmuskeln. Die Mobilität der Hüftgelenke verbessert sich entscheidend, wenn der Bauchbereich, also das Kraftzentrum, nach der kräftigen Ausatmung fest angespannt wird.

Gesäß

Um das Kraftzentrum (Powerhaus) zu unterstützen, wird oftmals im Ablauf einer Bewegung der Po angespannt. „Po wie Beton" oder „Po fest" lautet beispielsweise die Aufforderung der Trainerin Kornelia Ritterpusch. Spannen Sie Ihre großen Gesäßmuskeln so an, als wollten Sie etwas festhalten. Achten Sie aber unbedingt darauf, daß Sie dabei das Becken nicht nach vorne oder nach hinten kippen. Wenn Sie später über etwas mehr Kontrolle des Zentrums verfügen, sollten Sie darauf verzichten, den Po bei jeder Übung anzuspannen, da das den Bewegungsfluß stören kann. Besonders bei vielen Übungen in Bauchlage, wie beispielsweise dem Doppelfersenkick mit beiden Beinen, sollten Sie davon absehen. Hingegen ist das Anspannen des Pos bei der Sphinx, dem Doppelfersenkick mit einem Bein, unbedingt erforderlich.

Die zehn Basics

1. Die Hundert
2. Das Wagenrad
3. Fersenmalen mit einem Bein
4. Streckung mit einem Bein
5. Streckung mit beiden Beinen
6. Die Säge
7. Der Flaschenöffner
8. Doppelter Fersenkick mit einem Bein (Die Sphinx)
9. Seitenkicken
10. Freischwimmer

Der Schwierigkeitsgrad einer Übung wird auf einer Skala von 1 bis 5 angegeben. Eine Übung mit dem Schwierigkeitsgrad 1 ist in ihrer Durchführung einfach, 5 ist sehr schwierig, 2 recht einfach, 3 mittelschwierig und 4 schwierig.

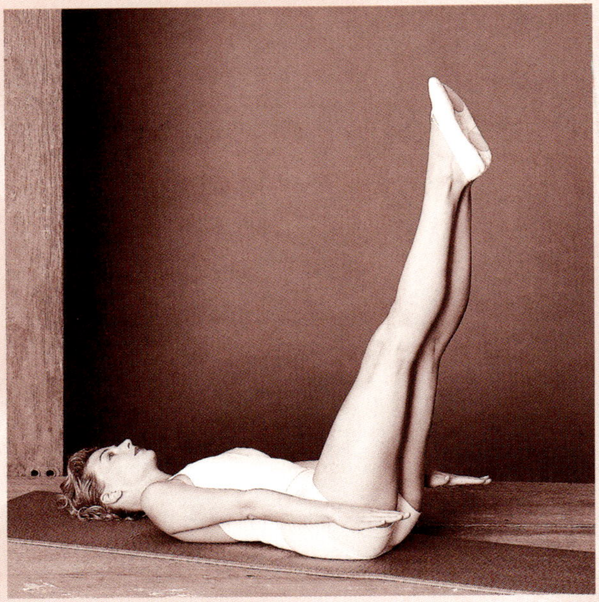

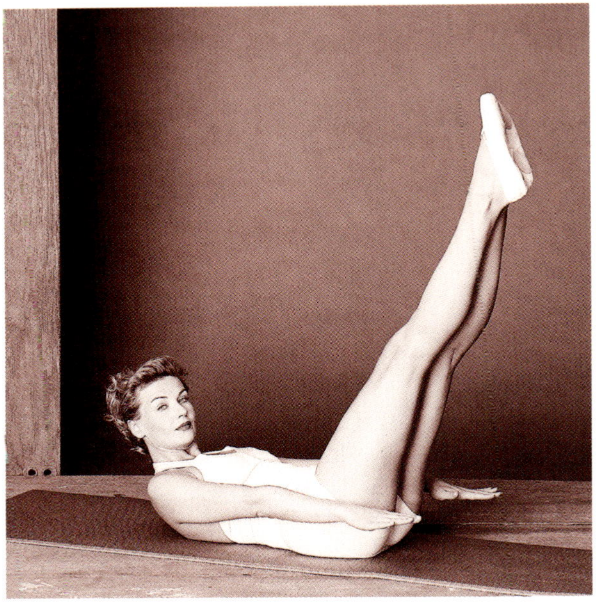

Matte – Die Erste

Die Hundert

Ausgangsposition: Legen Sie sich flach auf den Rücken, die Arme liegen seitwärts, die Handflächen zeigen nach unten. Wichtig beim Ausatmen: den Nabel zum Rückgrat ziehen und die Wirbelsäule fest auf die Matte pressen.

Bewegungsablauf: Ziehen Sie Ihre Füße zum Rumpf und strecken Sie sie, so weit es Ihnen möglich ist, nach oben. Spannen Sie mit der Ausatmung Ihren Bauch an. Senken Sie die Beine. Allerdings nur so weit, daß Sie noch über ausreichend Kontrolle im Zentrum verfügen. Sie dürfen auf keinen Fall den Rücken von der Matte heben. Die Füße sind leicht gestreckt (kein spitzer Fuß). Die Knie sollten aneinander kleben, das erhöht das Kontrollvermögen. Heben Sie den Kopf, das Kinn ziehen Sie Richtung Brust. Heben Sie die gestreckten Arme 10-15 cm vom Boden an. Die Handflächen zeigen weiterhin nach unten. Schultern unten lassen. Schultern und Arme bilden eine Linie. Beginnen Sie nun, die

Arme schnell und rhythmisch Richtung Matte und wieder hoch zu bewegen. Sie sollten bei dieser Pumpbewegung die Arme leicht nach vorne, Richtung Beine, ziehen, ohne allerdings die Schultern dabei anzuheben. Insgesamt sollten Sie 100 Pumpbewegungen anstreben. 50 reichen für den Anfang. Sie atmen dabei 10-15 mal ein und aus.

Atmung: Während der Ausatmungsphase sinkt der Bauch nach unten. Spannen Sie dabei die schrägen Bauchmuskeln und die queren Bauchmuskeln kräftig an. Wenn Sie einatmen, halten Sie die Bauchmuskeln weiter gespannt. Während drei bis fünf Pumpbewegungen atmen Sie ein, während drei bis fünf Pumpbewegungen atmen Sie aus. Atmung und Armbewegung müssen koordiniert werden.

Einfache Variante: Legen Sie Ihren Kopf auf ein kleines Kissen. Die Arme liegen seitlich neben dem Körper. Ziehen Sie die Beine zur Brust und heben Sie sie gebeugt in einem Winkel von 90 Grad zur Matte hoch. Lassen Sie den Bauch beim Ausatmen nach unten sinken. Beim Einatmen halten Sie die Spannung, heben die Arme 10-15 cm über den Boden und machen drei sanftere Pumpbewegungen Richtung Matte. Ziehen Sie die Schultern nicht nach vorne. Mit den drei folgenden Pumpbewegungen atmen Sie wieder aus.

Schwierige Variante: Spannen Sie zusätzlich die Innenseiten der Schenkel und Pomuskulatur an, indem Sie die angezogenen (geflexten) Füße leicht nach außen drehen. Diese Variante sollte erst praktiziert werden, wenn die einfache Version perfekt beherrscht wird.

Merksatz: Nabel zum Rückgrat und Rückgrat zur Matte!

Checkliste

- Der Bauch darf sich keinesfalls nach außen wölben, sondern sollte eher hohlförmig sein.
- Der Rücken muß während der gesamten Übung fest auf dem Boden liegen. Falls Sie spüren, daß Ihr Rücken von der Matte abhebt, sollten Sie die Beine näher Richtung Brust ziehen.
- Pressen Sie das Kinn nicht auf die Kehle!
- Den Nacken nicht verspannen! Wenn Sie dazu neigen, legen Sie den Kopf auf einem Kissen oder einer dünne Nackenrolle ab.

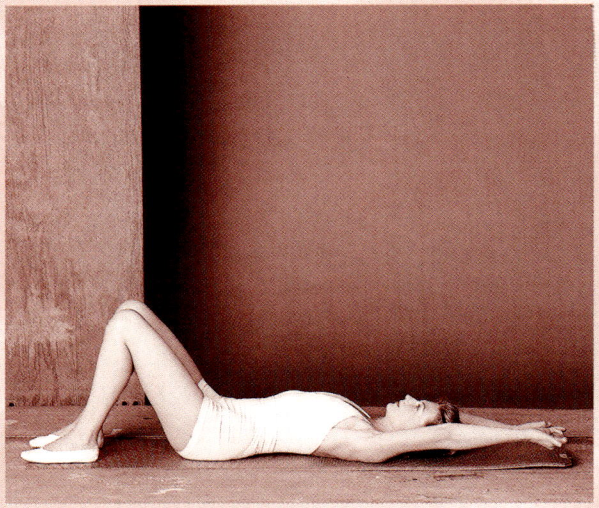

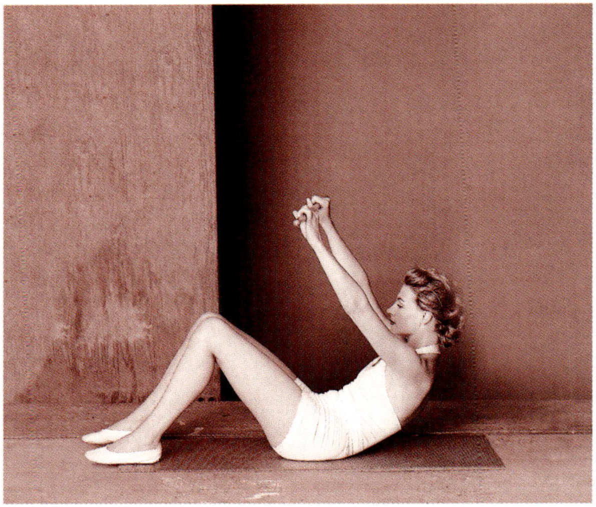

Matte – Die Zweite

Das Wagenrad

Ausgangsposition: Legen Sie sich flach auf den Rücken. Arme gestreckt und parallel hinter den Kopf ablegen. Beine zusammen. Sie können die Beine auch leicht anwinkeln und mit den Knien einen Tennisball festhalten. Dadurch erhalten Sie mehr Stabilität und Kontrollvermögen, da Sie so die hinteren Oberschenkelmuskel anspannen.

Falls Sie außerdem eine ca. ein Meter lange Stange zur Hand haben, greifen Sie sie mit beiden Händen im Abstand Ihrer Schultern. Ersatzweise können Sie auch einen Schal verwenden.

Nicht vergessen: Nabel wieder zum Rückgrat, Rückgrat zur Matte.

Bewegungsablauf: Wenn Sie ausgeatmet haben und der Bauch hohlförmig ist und die Innenseiten der Beine kräftig angespannt sind, heben Sie Ihre gestreckten Arme an. Ihr Kopf folgt kontinuierlich der aufwärtsstrebenden Armbewegung. Stellen Sie sich dabei vor, jemand zöge den waagerecht gehaltenen

Stock nach oben. Die Arme sind stets gestreckt und auf Höhe der Ohren, die Schultern bleiben unten. Rollen Sie sich nun Wirbel für Wirbel hoch, der Bauch bleibt gespannt und flach. Irgendwann können Sie zur zusätzlichen Unterstützung die Pomuskeln anspannen. Kommen Sie nur so weit hoch, so lange Sie Kontrolle über den Rollvorgang haben, d.h. die Bauchmuskeln sich nicht nach außen wölben.
Mit der Ausatmung rollen Sie Wirbel für Wirbel wieder ab, bis Sie die Ausgangsposition erreicht haben. Zwei bis drei Wiederholungen genügen für den Anfang.

Atmung: Atmen Sie ein, wenn Sie hochkommen und aus, wenn Sie abrollen.

Schwierige Variante: Mit gestreckten Beinen, Füße sind angezogen und drücken gegeneinander.

Warnung: Rollbewegungen sind bei Bandscheibenschäden grundsätzlich zu vermeiden. Falls Sie diese Übung dennoch machen möchten, konsultieren Sie bitte vorher einen Arzt. Bei starken Nackenverspannungen ist ebenfalls Vorsicht geboten, da hier der Kopf nicht wie bei vielen anderen Übungen abgelegt werden kann.

Merksatz: Denken Sie bei der Übung an den folgenden Satz von Joe Pilates: Wenn Sie hochkommen oder runtergehen, rollen Sie Ihr Rückgrat wie ein Rad, versuchen Sie, Wirbel für Wirbel ab- und aufzurollen.

Checkliste

- Das Kinn nicht gegen die Kehle pressen, sondern Richtung Brust ziehen.
- Kontrollieren Sie, ob Sie schief hochkommen.
- Achten Sie auf Symmetrie der Schultern und Arme.
- Nehmen Sie keine Kraft aus den Schultern.
- Vermeiden Sie einen nach außen gewölbten Bauch.
- Die Arme bleiben stets auf der Höhe der Ohren.

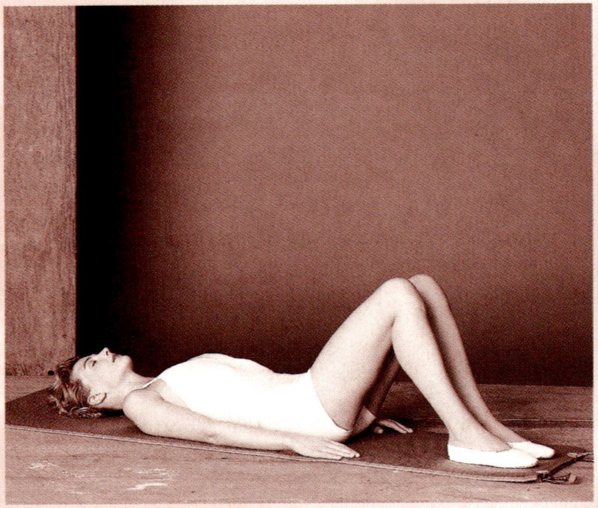

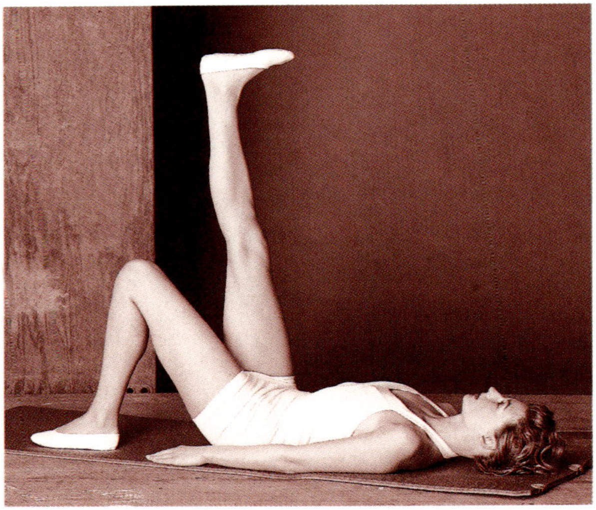

Matte – Die Dritte

Fersenmalen mit einem Bein

Ausgangsposition: Legen Sie sich flach auf den Rücken, die Arme ruhen seitwärts neben den Körper. Handflächen zeigen nach unten. Der Kopf liegt gerade auf der Unterlage, die Knie sind angewinkelt. Bauch ist nach einer kräftigen Ausatmung eingezogen und angespannt.

Bewegungsablauf: Ziehen Sie ein Bein an die Brust und strecken Sie es anschließend senkrecht in die Höhe. Ziehen Sie den Fuß an, so daß die Ferse nach oben zeigt. Malen Sie von der Ferse ausgehend mit dem ganzen Bein kleine Kreise von innen nach außen. Die Kreise sollten wirklich rund und nicht eckig sein. Die Bewegung muß fließen. Machen Sie die Bewegung langsam, um sie präzise ausführen zu können und die Kontrolle über das Zentrum zu wahren. Die Hüfte muß die gesamte Zeit über stabil aufliegen, sie darf nicht hin und her wackeln. Nach zehn Kreisen wechseln Sie das Bein und wiederholen Sie die Bewegung mit dem anderen Bein.

Versuchen Sie, durch das immer stärkere Anziehen des Fußes das Bein weiter durchzustrecken. Je stärker der Fuß angezogen ist, desto besser ist die Kontrolle.

Atmung: Sie atmen regelmäßig ein und aus. Der Atem fließt. Wie bei allen Übungen ist es wichtig, daß auch die schrägen Bauchmuskeln wie mit einem Schraubschlüssel fest zum Rückgrat angezogen sind.

Schwierige Variante: Gut Trainierte können das aufgestellte angewickelte Bein ausstrekken. Achtung: Den Fuß an diesem Bein nicht anziehen, sondern entspannt liegen lassen. Die Kreise können etwas größer werden, wenn genügend Kontrolle und Beckenstabilität vorhanden sind.

Merksatz: Stellen Sie sich vor, daß Sie mit der Ferse tatsächlich Kreise an die Decke malen.

Checkliste

- Der Kopf sollte nicht zurückkippen, der Nacken muß lang und gerade sein. Wenn der Nacken sich verkrampft und sich nach oben wölbt, sollten Sie ein Kissen unterlegen.
- Unterstützend können Handflächen gegen den Boden gepreßt werden.
- Die Kreise sollten nicht zu groß sein. Die Ferse sollte mehr oder weniger um sich selbst kreisen.
- Hacken Sie nicht! Wenn die Kreise nicht rund sein sollten, sind Sie nicht kontrolliert genug.
- Das Bein nicht zu weit nach oben, also Richtung Brust, ziehen, Sie verlieren sonst die Kontrolle über das Becken!
- Das Becken liegt während des Bewegungsablaufs ganz fest auf der Matte.
- Der Bauch muß stets flach wie ein Brett sein.
- Vergessen Sie nicht zu atmen!

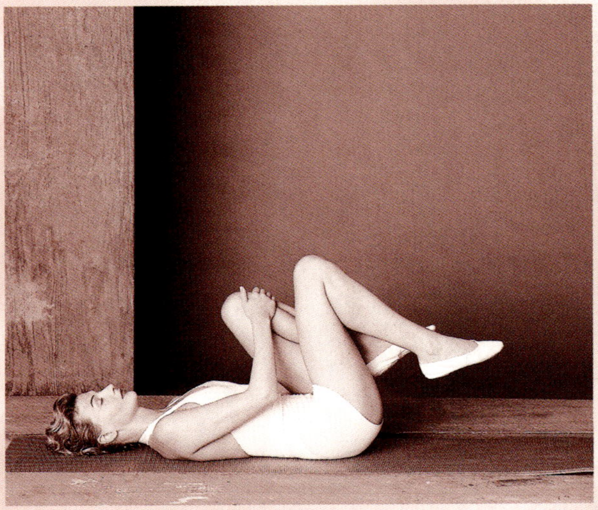

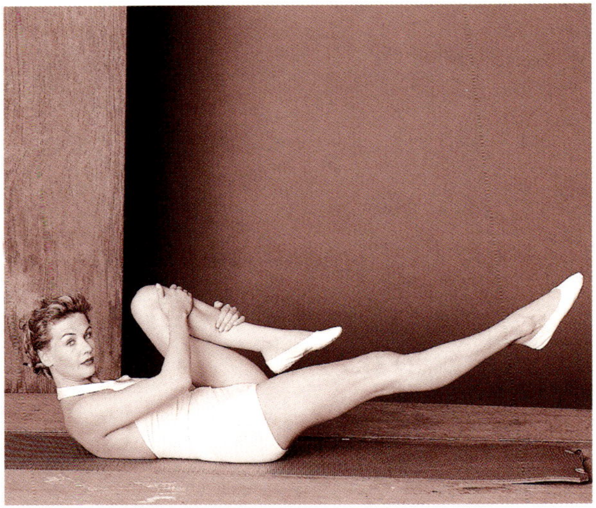

Matte – Die Vierte

Streckung mit einem Bein

Ausgangsposition: Legen Sie sich flach auf den Rücken. Wie zuvor drücken Sie mit der Ausatmung den Nabel zum Rückgrat und das Rückgrat zur Unterlage. Ziehen Sie beide Beine parallel angewinkelt Richtung Kopf. Das ist eine sehr entspannende Haltung.

Bewegungsablauf: Die rechte Hand legen Sie von innen an das linke Knie, die linke Hand umfaßt von außen den linken Fußknöchel. Ziehen Sie das linke Bein nun weiter zur Brust. Pressen Sie das Knie nicht mit Gewalt auf den Bauch. Die Richtung der Bewegung geht zum Kopf, der in der Verlängerung des Nackens leicht angehoben wird. Jetzt strecken Sie das rechte Bein mit einer kräftigen Bewegung, während Sie das linke Bein weiter zu sich hin ziehen. Die Ellbogen zeigen dabei nach außen. Drehen Sie das gestreckte Bein von der Hüfte her minimal nach außen aus, so daß die Innenseiten gedehnt werden und die hinteren Oberschenkelmuskel zusätzlich Stabilität geben.

Der Fuß ist leicht gestreckt. Stellen Sie sich bei der Bewegung vor, daß Sie gleichzeitig in entgegengesetzte Richtungen gezogen werden. Dann ziehen Sie im Wechsel das linke Bein an und strecken das rechte Bein. Das heißt, Ihre linke Hand umfaßt von innen Ihr rechtes Knie und Ihre rechte Hand von außen Ihren rechten Fußknöchel. Üben Sie den Wechsel einige Male, bevor Sie versuchen, die Bewegung mit der Atmung zu koordinieren. Strecken Sie jedes Bein jeweils fünfmal.

Atmung: Sie atmen ein, wenn Sie das erste Bein ausstrecken, und Sie atmen aus, wenn Sie das andere Bein ausstrecken. Mit dem Beinwechsel atmen Sie also ein und aus.

Schwierige Variante: Je geringer der Abstand des ausgestreckten Beins zum Boden, desto schwieriger ist die Übung. Wenn Sie die Bewegung mit der Atmung gut koordinieren können, versuchen Sie, beide Beine jeweils einmal beim Ein- und einmal beim Ausatmen zu strecken.

Merksatz: Kinn zur Brust, Po wie Beton!

Checkliste

- Vermeiden Sie ein Doppelkinn, pressen Sie das Kinn nicht zum Hals. Es muß vom Kinn zur Brust ein Abstand sein, damit der Nacken entspannt bleiben kann.
- Die Schultern werden nicht hochgezogen, sondern bleiben locker.
- Die Ellbogen sind zur Seite hin geöffnet.
- Kommen Sie mit dem Oberkörper nicht zu hoch, sonst stülpt sich der Bauch nach außen.
- Bevor Sie das Bein strecken, müssen Sie das Knie des anderen Beins gut und sicher im Griff haben.
- Die Bewegung und der Beinwechsel werden fließend und nicht ruckartig vollzogen.
- Das Becken rotiert nicht.
- Achten Sie wie bei den Übungen zuvor darauf, daß der Rücken fest auf der Matte liegt. Falls Sie ins Hohlkreuz fallen, heben Sie das gestreckte Bein etwas weiter an.
- Das angewinkelte Knie wird nicht nach außen gedrückt, sondern bleibt parallel zur Körpermitte.

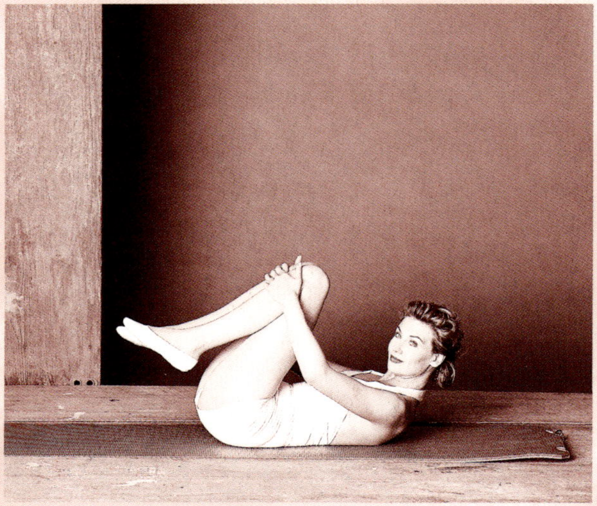

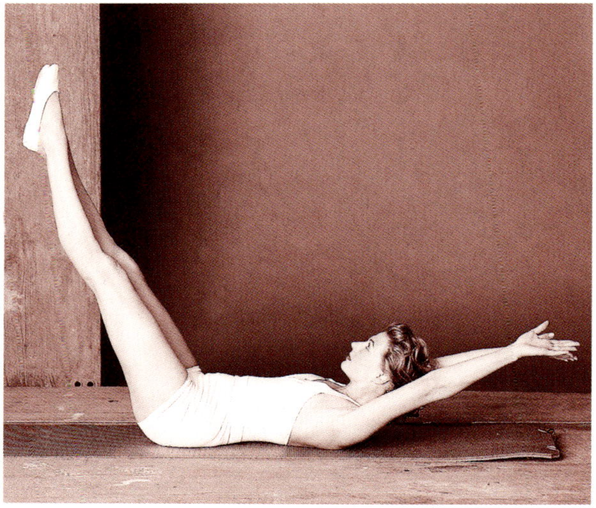

Matte – Die Fünfte

Streckung mit beiden Beinen

Ausgangsposition: Legen Sie sich mit gestreckten Beinen auf den Rücken. Die Arme liegen entspannt links und rechts neben den Körperseiten. Winkeln Sie Ihre Beine an und heben Sie sie auf den Bauch, umfassen Sie Ihre Schienbeine und drücken Sie sie während der kräftigen Ausatmung sanft Richtung Brust. Versuchen Sie, Ihren Bauch dabei fest anzuspannen, um eine optimale Zentrierung auf die Körpermitte zu erreichen.

Bewegungsablauf: Jetzt heben Sie beide Beine fast senkrecht in die Höhe. Strecken Sie die Füße dabei leicht. Gleichzeitig heben Sie Ihre Arme Richtung Decke und führen sie gestreckt und schulterbreit hinter den Kopf. Strecken Sie die Finger nach hinten aus. Schulter und Kopf werden dabei ebenfalls angehoben, das Kinn bewegt sich Richtung Brust, so daß der Nacken leicht gedehnt wird. Im nächsten Schritt führen Sie Ihre Arme über die Seite nach vorne, winkeln die

Beine an und umfassen wieder Ihre Schienbeine. Drei Wiederholungen des Bewegungsablaufs genügen.

Atmung: Sie atmen ein, wenn Sie sich auseinanderziehen und kräftig aus, wenn Sie die Knie wieder beugen und Ihre Arme nach vorne zu den Beinen bewegen.

Schwierige Variante: Wenn Sie über eine ausreichende Kontrolle des Zentrums verfügen, senken Sie die Beine bis zu 30-40 cm über den Boden.

Merksatz: Ziehen Sie sich dabei wie ein gespanntes Seil auseinander!

Checkliste

- Verkrampfen Sie nicht den Nacken. Lassen Sie ihn lang und gedehnt.
- Heben Sie, wenn Sie die Arme nach oben strecken, nicht die Schultern. Sie bleiben unten und möglichst entspannt.
- Heben Sie Ihre Beine etwas höher an, wenn Sie aufgrund der Belastung ins Hohlkreuz fallen.
- Der Bauch muß gesenkt bleiben!
- Achten Sie auf einen synchronen Ablauf von Bein- und Armbewegung. Die Bewegungsfolgen sollen fließend sein. Der korrekte rhythmische Ablauf steht und fällt mit der richtigen Atmung.
- Drücken Sie ganz leicht die Füße und Knie gegeneinander.

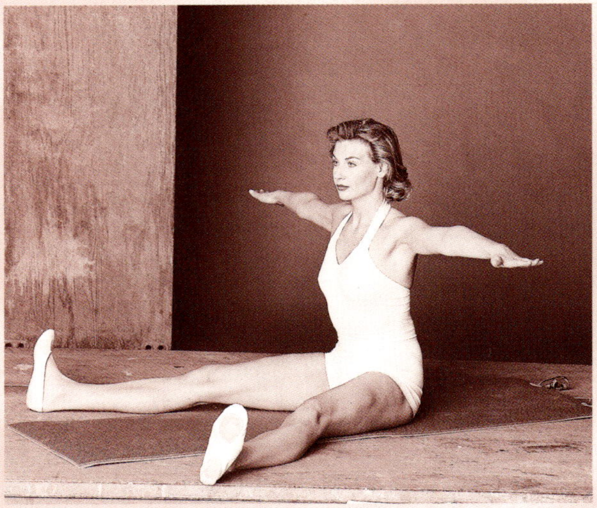

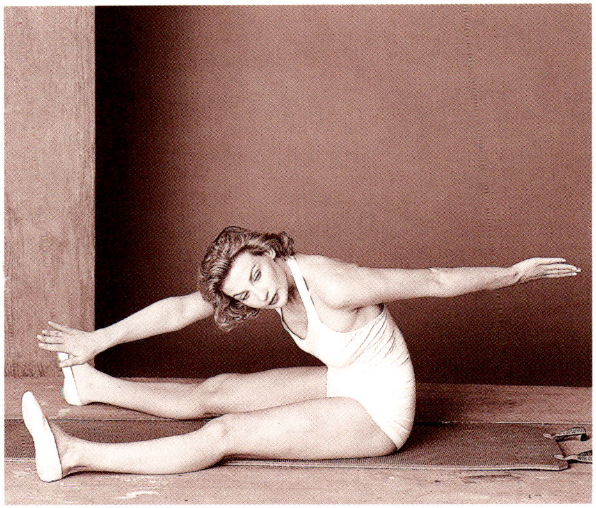

Matte – Die Sechste

Die Säge

Ausgangsposition: Setzen Sie sich auf Ihren Po. Spüren Sie die ganze Schwere Ihres Gesäßes, auf dem das Gewicht des Rumpfes lastet. Grätschen Sie Ihre Beine in einem Winkel von 30-45 Grad. Winkeln Sie die Beine etwas an, wenn die Dehnung in den vorderen und hinteren Oberschenkelmuskeln zu stark ist. Sie können sich auch ein kleines festes Kissen unter den Po legen. Das erhöht die Beckenstabilität, wenn beispielsweise Muskeln auf dem hinteren Oberschenkel stark verkürzt sind. In jedem Fall sollten Sie unbedingt aufrecht sitzen. Spannen Sie mit der bewußten Ausatmung Ihr Zentrum kräftig an. Ziehen Sie die Zehen an und bohren Sie die Fersen ein wenig in den Boden. Öffnen Sie die Arme waagerecht zur Seite, die Schultern bleiben unten, die Handflächen zeigen Richtung Matte, die Finger sind locker. Halten Sie den Kopf gerade, Nacken und Rückgrat bilden eine Linie. Schauen Sie geradeaus. Stellen Sie sich vor, jemand zöge

Sie von der Mitte Ihres Kopfes konstant etwas weiter nach oben. Sie werden länger und länger. Der Bauch ist eingezogen und angespannt.

Bewegungsablauf: Von der Taille aus (nicht vom Becken) drehen Sie sich zur rechten Seite und bringen den rechten Arm Richtung linken Fuß, den linken Arm drehen Sie gleichzeitig nach hinten oben. Rechte und linke Hand drehen Sie dabei einwärts, so daß die Handrücken nun nach außen zeigen. Der Kopf folgt der Bewegung des vorderen Arms. Während der Drehbewegung dehnen Sie Ihre Arme in entgegengesetzte Richtung auseinander und ziehen den Bauch weiter fest an. Der Rücken bleibt weiterhin möglichst gerade, d. h. er bewegt sich in einer geraden Linie seitwärts und nach vorne. Sobald Sie merken, daß Sie in der Wirbelsäule einknikken, korrigieren Sie sich durch die Vorstellung, daß Sie wieder nach oben gezogen werden. Jetzt gehen Sie in die Ausgangsposition zurück und versuchen, sich maximal aufzurichten. Erst dann drehen Sie Ihren Rumpf von der Taille her in die andere Richtung.

Atmung: Sie atmen ein, während Sie sich aufrichten, und langsam und tief aus, wenn Sie sich seitwärts drehen.

Schwierige Variante: Sie versuchen, die Beine zu strecken und die Füße nach oben zu ziehen.

Merksatz: „Fühle die Weite Deines Rückens."

Checkliste

- Vermeiden Sie zu federn.
- Tauchen Sie nicht nach unten, sinken Sie nicht in sich zusammen!
- Heben Sie nicht die Hüfte an, wenn Sie sich drehen.
- Vermeiden Sie möglichst einen runden Rücken.
- Schultern heben – Strengstens verboten!
- Ziehen Sie Ihre Knie während der Drehbewegung nicht noch weiter an.

Schwierigkeitsstufe 2-3

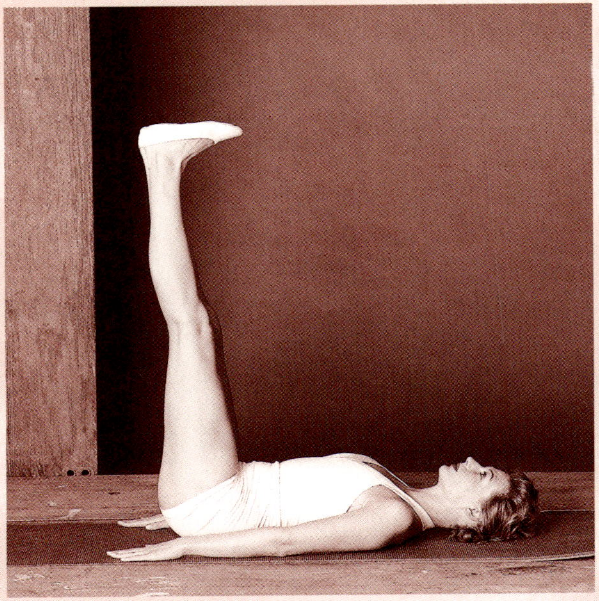

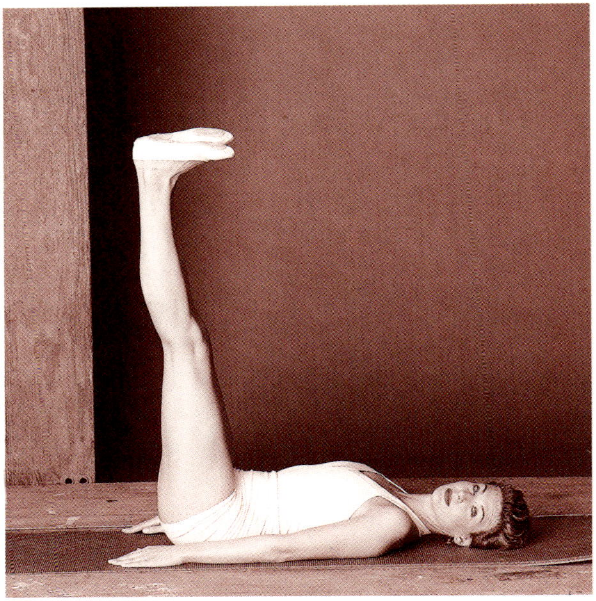

Matte – Die Siebte

Der Flaschenöffner

Ausgangsposition: Legen Sie sich in Rükkenlage auf die Matte, die Arme liegen ausgestreckt neben dem Rumpf, die Handflächen zeigen nach unten. Winkeln Sie beide Beine an. Drücken Sie den Nabel zum Rückgrat und das Rückgrat zur Matte.

Bewegungsablauf: Heben Sie nun beide Beine senkrecht in die Höhe. Ziehen Sie beide Füße an. Falls Sie Ihre Schultern hochziehen oder den Nacken verkrampfen, legen Sie sich ein kleines Kissen unter den Hinterkopf. Pressen Sie die Knie etwas gegeneinander, als ob Sie einen Geldschein festhalten wollten. Der Bauch muß flach und angespannt sein. Jetzt machen Sie mit beiden Beinen eine kleine Kreisbewegung nach rechts und kommen zur Mitte zurück. Für den Anfang reicht es, wenn der Kreis kaum über die Höhe der Hüftknochen hinausgeht. Bevor Sie eine neue Kreisbewegung machen, zentrieren Sie sich während der Ausatmung. Erst dann schwingen Sie mit beiden Beinen in die andere Richtung, also nach links. Unterstützend können Sie die Handflächen auf den Boden pressen. Machen Sie in jede Richtung fünf Kreisbewegungen.

Atmung: Sie atmen während der Kreisbewegung in die eine Richtung ein und während der folgenden in die andere Richtung aus.

Einfache Variante: Falls es Ihnen schwerfällt, die Beine gerade zu machen, winkeln Sie sie etwas an und strecken Sie den Fuß ein wenig.

Schwierige Variante: Je größer die Kreise sind, desto schwieriger wird die Übung.

Merksatz: Stellen Sie sich vor, Sie würden horizontale Achten an die Decke malen.

Checkliste

- Fallen Sie in ein Hohlkreuz? Dann wölbt sich Ihr Bauch vermutlich nach außen. Beugen Sie die Beine ein wenig.
- Der Bauch muß flach sein. Nabel zum Rückgrat!
- Das Rückgrat fest gegen die Matte drücken.
- Das Becken bewegt sich nicht, es bleibt stabil.
- Der Nacken bleibt lang. Legen Sie sich ein kleines Kissen unter den Hinterkopf. Drücken Sie den Hinterkopf gegen das Kissen.
- Drücken Sie Ihre Handflächen gegen den Boden.
- Die Schultern bleiben unten.

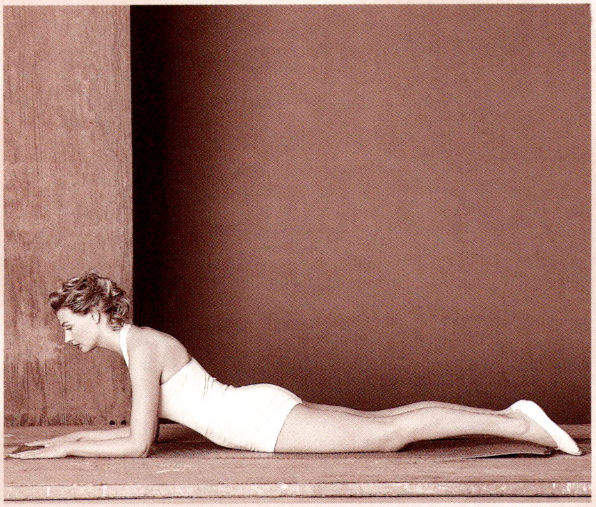

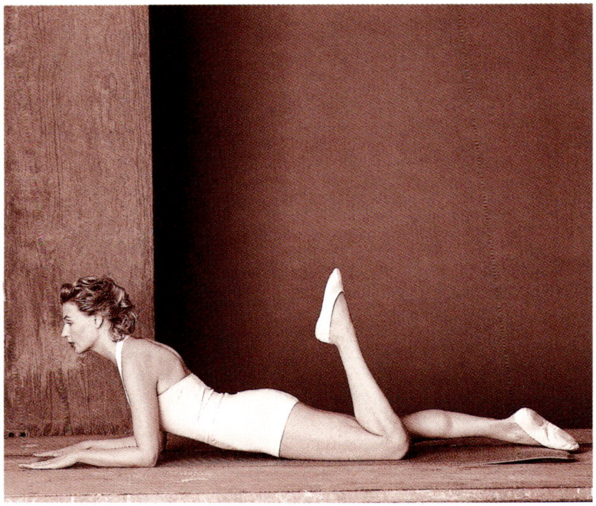

Matte – Die Achte

Doppelfersenkick mit einem Bein (Die Sphinx)

Ausgangsposition: Legen Sie sich mit ausgestreckten Beinen flach auf den Bauch. Winkeln Sie Ihre Arme an, richten Sie sich leicht auf und stützen Sie sich auf die Unterarme und die Ellbogen. Die Arme sind schulterbreit geöffnet. Ihre Handflächen zeigen nach unten, die Fingerspitzen nach vorne.

Bewegungsablauf: Drücken Sie das Brustbein nach außen, damit sich die Brust öffnet. Dabei gehen die Schultern ohne zu verkrampfen nach hinten, der Kopf vollzieht die Aufwärtsbewegung mit, das Kinn ist leicht angehoben, die Augen schauen ein wenig in die Höhe. Jetzt spannen Sie mit der Ausatmung Ihre Bauchmuskeln an und heben die

Hüften leicht an. Die Füße schweben ebenfalls über der Matte. Die Last des Körpers ruht nun auf den Knien, den Unterarmen und den Händen. Spannen Sie außerdem Ihre Pomuskeln kräftig an. Schwingen Sie einen der beiden gestreckten Füße in einer raschen Bewegung gezielt Richtung Po. Sie lassen das Bein nur ein wenig zurückschnellen, um sofort den Kick zu wiederholen. Sie bestimmen, wie stark das Bein schwingt. Dann legen Sie das Bein ab und wiederholen die zweifache Kickbewegung mit dem anderen Bein. Mit jedem Bein machen Sie drei bis fünf Doppelkicks.

Atmung: Sie atmen während eines Doppelkicks mit dem rechten Bein ein und während des Doppelkicks mit dem linken Bein aus.

Schwierige Variante: Beim ersten Kick ist der Fuß gestreckt, beim zweiten Kick ziehen Sie ihn an. Den kontrollierten Wechsel machen Sie während des Zurückschwingens. Wenn Sie die Übung gut beherrschen, heben Sie Ihr Becken fünf Zentimeter höher an. Bauch und Po sind fest angespannt.

Merksatz: Po wie Beton!

Checkliste

- Das Becken darf nicht auf der Unterlage aufliegen.
- Den Nabel zum Rückgrat!
- Das Bein wird geführt. Es wedelt nicht nach rechts oder links.
- Nehmen Sie die Kraft nicht aus den Schultern.
- Die Kicks müssen schnell und rhythmisch erfolgen.
- Schauen Sie nicht auf den Boden, sondern etwas nach oben.
- Die Füße schweben über dem Boden.

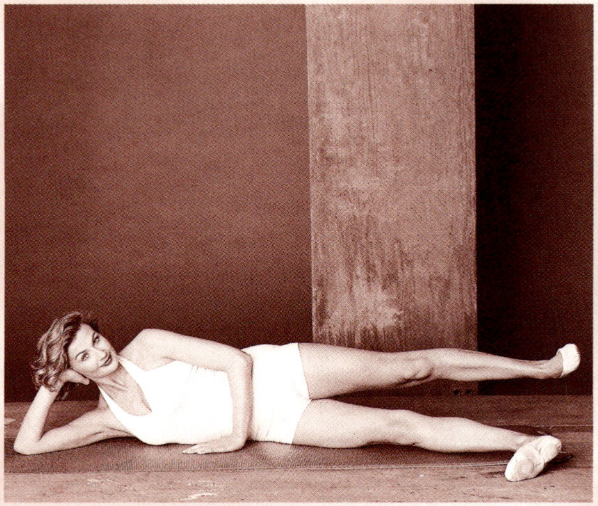

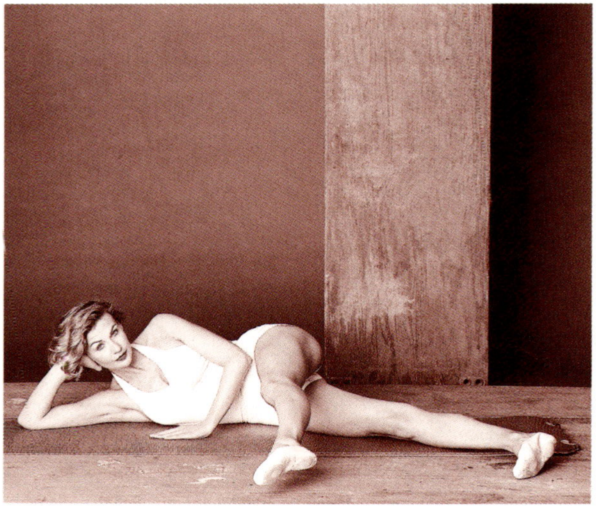

Matte – Die Neunte

Seitenkicken

Ausgangsposition: Sie legen sich auf die rechte Seite. Den Kopf haben Sie auf den unteren Arm aufgestützt. Achten Sie darauf, daß der Oberarm mit Ihrem Oberkörper eine Linie bildet. Steißbein und Ellbogen liegen also praktisch auf gleicher Höhe. Ziehen Sie beide Beine in einem Winkel von 30-45 Grad nach vorne und strecken Sie sie aus. Die linke Hand legen Sie vor Ihrer Brust ab, um sich besser abstützen zu können. Sie können den Kopf auch auf den ausgestreckten Arm ablegen, falls es so für Sie bequemer ist oder Sie zu Nackenverspannungen neigen. Außerdem werden so die Rückenmuskeln gleichmäßiger trainiert. Die Hüftknochen müssen sich auf derselben Höhe befinden, d. h. das Becken darf nicht nach vorne oder hinten kippen. Der Rumpf ist ständig lang gedehnt, der Bauch bleibt angespannt (Nabel zum Rückgrat!).

Bewegungsablauf: Ziehen Sie den Fuß des unteren Beines an. Er bleibt die ganze Zeit in dieser Position. Heben Sie das obere gestreckte Bein bis auf die obere Hüfthöhe an (ca. 20 cm). Der Fuß ist leicht gestreckt (kein spitzer Fuß). Jetzt schwingen Sie das Bein so weit wie möglich in Richtung Gesicht, ohne daß Oberkörper oder Becken sich bewegen. Der Rumpf bleibt lang. Sobald das Bein zurückschwingt, ziehen Sie es in einer kräftigen gezielten und kontrollierten Bewegung wieder Richtung Gesicht. Dieser zweite Kick sollte etwas weiter gehen als der erste, aber das Bein sollte am Anfang nicht über einen Winkel von 90 Grad hinausschwingen. Während Sie Ihr oberes Bein wieder nach hinten ziehen, flexen Sie seinen Fuß ebenfalls. Sie führen das obere Bein nun hinter das festverankerte untere Bein. Um jedoch nicht zu weit nach hinten zu schwingen, spannen Sie die Pomuskeln kräftig an. So behalten Sie die Kontrolle. Dem ersten Kick nach hinten folgt ein zweiter kurzer Kick. Nun schwingt Ihr Bein wieder mit leicht gestrecktem Fuß nach vorne. Wiederholen Sie die doppelten Seitenkicks fünfmal. Danach drehen Sie sich auf die andere Seite.

Atmung: Sie atmen beim doppelten Seitenkick nach vorne ein und beim zweifachen Seitenkick nach hinten aus.

Einfache Variante: Sie können das untere Bein anwinkeln. Sie verzichten auf den Doppelkick und führen das Bein lediglich einmal nach vorne und hinten.

Merksatz: Alle Kraft geht vom Bauche aus!

Checkliste

- Die Bauchmuskeln müssen während der ganzen Zeit angespannt bleiben.
- Das Bein wird geführt, lassen Sie es nicht unkontrolliert hin und her schwingen.
- Es geht nicht darum, das Bein möglichst weit nach vorne zu schwingen.
- Lassen Sie es keinesfalls zu weit nach hinten schwingen. Spannen Sie den Po an!
- Fällt Ihre Hüfte nach vorne oder nach hinten? Ihre Hüftknochen müssen sich stets in einer vertikalen Linie befinden, die Hüfte muß während der Bewegung ruhig bleiben.
- Knicken Sie nicht in der Taille ein, der Rumpf bleibt lang und gedehnt.
- Wenn der Wechsel der Fußstellung innerhalb der Bewegungsabfolge zu schwierig ist, wechseln Sie Stellung nach einer vollständigen Vor- und Rück-Bewegung des Beines.
- Lassen Sie den unteren Fuß angezogen. Wenn möglich, unteren Pomuskel anspannen.

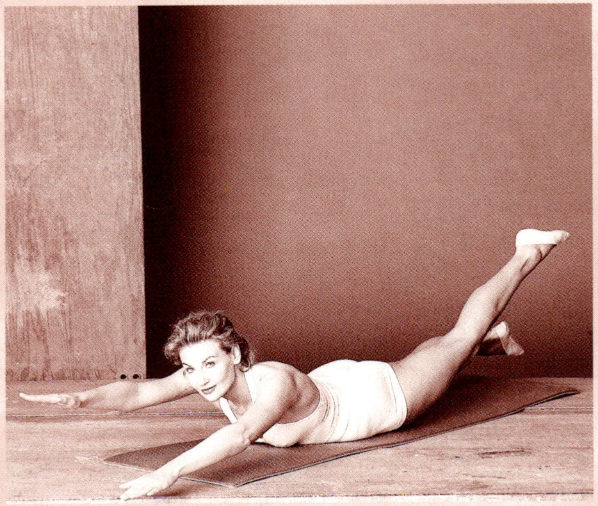

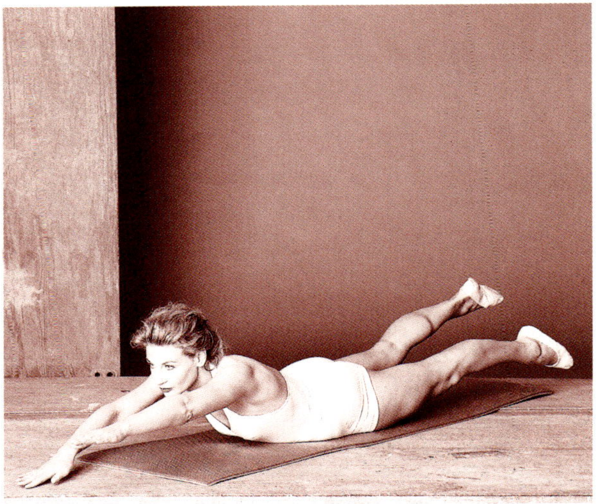

Matte – Die Zehnte

Freischwimmer

Ausgangsposition: Legen Sie sich auf den Bauch. Die Arme sind nach vorne gestreckt, die Handflächen liegen auf der Unterlage. Strecken Sie sich einmal kräftig nach vorne und hinten aus. Die Beine öffnen Sie auf Schulterbreite, die Füße sind leicht gestreckt, aber entspannt.

Bewegungsablauf: Spannen Sie die Bauchmuskeln an. Heben Sie nun Brust, Kopf, Beine und Arme an. Der Kopf bildet die Verlängerung des Nackens. Arme und Beine sind nur einige Zentimeter vom Boden entfernt. Wie beim Kraulen bewegen Sie abwechselnd die Beine und Arme über Kreuz auf und ab. Das heißt, linkes Bein und rechter Arm gehen hoch, wenn rechtes Bein und linker Arm runtergehen und umgekehrt. Po und Bauch sind fest. Ziehen Sie sich dabei in der Mitte auseinander, Sie dehnen sich Richtung Gesäß und Kopf. Bemühen Sie sich, Arme und Beine dabei möglichst gestreckt zu halten, ohne die Schultern anzuheben.

Atmung: Während drei bis fünf Kraulzügen atmen Sie ein und bei den nächsten drei bis fünf Zügen aus.

Einfache Variante: Falls Ihnen die Koordination Mühe bereiten sollte oder Sie Ihren Nacken verkrampfen, legen Sie Ihren Kopf auf die angewinkelten Arme ab und kraulen Sie nur mit den Beinen. Po und Bauch sollten fest angespannt sein. Sie können außerdem ein Kissen unter Ihr Becken legen, falls die Bauchlage für Sie zu unbequem ist.
Im nächsten Schritt versuchen Sie, während Sie ausatmen und den Bauch fest anspannen, das linke Bein und den rechten Arm auszustrecken. Der Kopf wird nur leicht angehoben, Stirn zeigt zum Boden. Legen Sie Kopf, Arme und Beine ab und entspannen Sie sich, während Sie einatmen. Mit der nächsten Ausatmung strecken Sie das andere Bein und den anderen Arm aus. Wiederholen Sie jede Seite fünfmal.

Merksatz: „Verlängere die Wirbelsäule", sagte Joseph Pilates.

Checkliste

- Heben Sie das Becken bzw. die Hüftknochen während der Schwimmzüge keinesfalls von der Matte, gegebenenfalls senken Sie die Beine.
- Die Bewegungsfolgen sind rasch und fließend.
- Sie dehnen sich Richtung Kopf und Richtung Rumpf aus.
- Ziehen Sie die Schultern nicht hoch.
- Spannen Sie die Pomuskeln an.
- Versuchen Sie, ruhig und fließend zu atmen.
- Atmen Sie nicht länger ein als aus.

Die ergänzenden Übungen

Folgende fünf Übungen sind nach und nach in das Programm zu integrieren, wenn Sie die zehn Basics des ersten Programms präzise und kontrolliert in ihrem technischen Ablauf beherrschen. In welcher Reihenfolge Sie sie integrieren sollten, erfahren Sie auf Seite 79.

1. Balancieren
2. Schulterbrücke
3. Doppelfersenkick mit beiden Beinen
4. Fersenkreisen seitlich
5. Das Bügelbrett

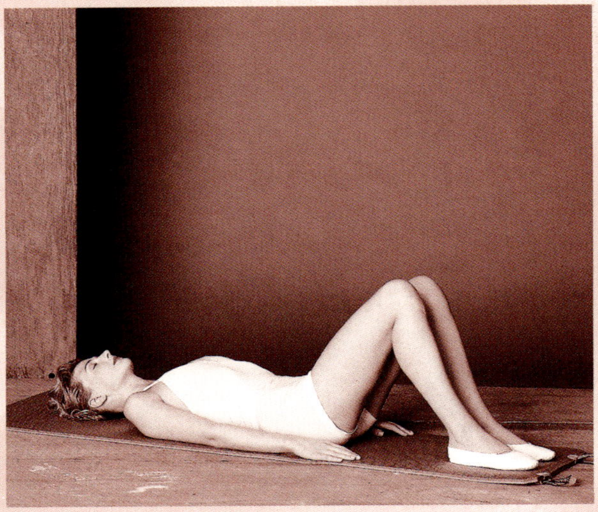

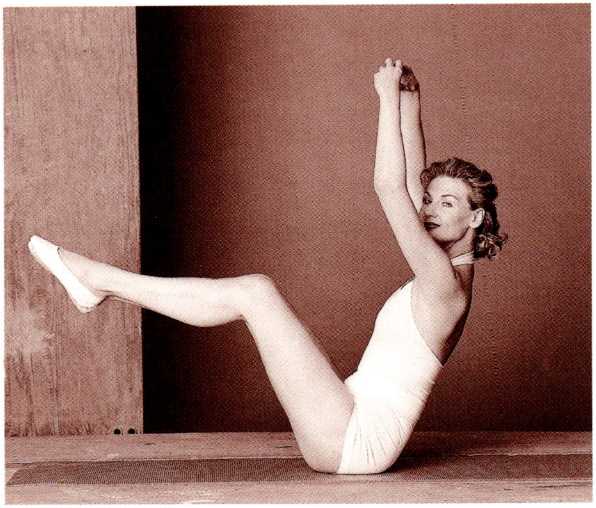

Matte – Die Ergänzung

Balancieren

Ausgangsposition: Legen Sie sich ausgestreckt auf den Rücken. Entspannen Sie sich. Ihre Arme liegen seitlich neben Ihnen, die Handflächen zeigen nach unten.

Bewegungsablauf: Winkeln Sie die Beine an und strecken Sie sie gerade nach oben. Die Füße sind leicht gestreckt. Die Beine befinden sich nun im rechten Winkel zur Matte. Richten Sie sich mit dem Rumpf langsam auf, die Kraft geht vom Bauch aus. Der Rücken bleibt gerade, die Lendenmuskulatur wird somit gedehnt. Der Kopf bildet die Verlängerung des Rumpfes und vollzieht die Bewegung mit. Während Sie sich aufrichten, senken Sie die Beine. Winkeln Sie die Beine ruhig etwas an. Gleichzeitig gehen die Arme mit der Bewegung nach oben, ohne daß dabei aber die Schultern hochgezogen werden. Versuchen Sie, für einige Sekunden die Balance zu halten und sich dabei weiter aufzurichten und hochzuziehen. Der Kopf ist gerade, schauen Sie geradeaus. Wenn Sie die

Hände nach unten führen und die Beine wieder anheben, rollen Sie Wirbel für Wirbel ab. Drei präzise ausgeführte Wiederholungen genügen!

Atmung: Sie atmen ein, während Sie hochkommen und sich weiter aufrichten. Wenn Sie mit dem Oberkörper abwärts rollen, atmen Sie wieder aus. Spannen Sie dabei die Bauchmuskeln an.

Schwierige Variante: Legen Sie sich flach auf den Rücken, die Arme sind über dem Kopf ausgestreckt, die Beine sind lang, die Füße leicht gestreckt. Atmen Sie kräftig aus, um sich optimal zu zentrieren. Mit der Einatmung kommen Sie mit dem Oberkörper hoch. Führen Sie die Arme nach vorne zu den gestreckten Beinen. Die Beine heben Sie gleichzeitig hoch. Mit der Ausatmung ziehen Sie die gestreckten Arme nach oben etwas hinter den Kopf. Die Beine senken sich automatisch etwas weiter nach unten.

Merksatz: Meine Wirbelsäule wird lang, länger und länger!

Checkliste

- Den Kopf nicht vorstrecken, wenn Sie hochkommen.
- Nicht zuerst den Kopf, sondern den Rumpf anheben.
- Die Schultern unten lassen.
- Den Bauch nicht herausdrücken, wenn Sie nach unten abrollen.
- Die hochgenommenen Arme etwas vor den Kopf ziehen, das erhöht die Stabilität und erleichtert die Dehnung der Lendenwirbel.

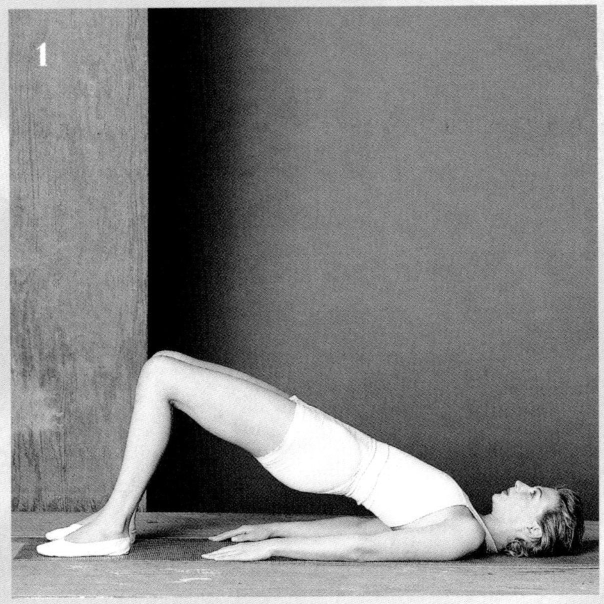

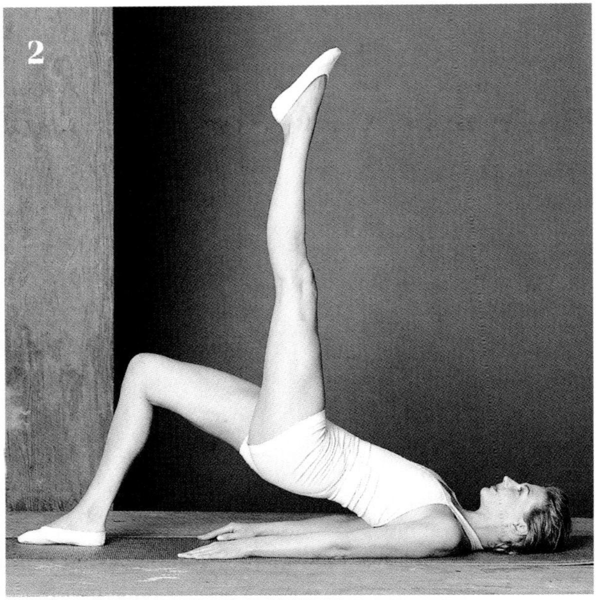

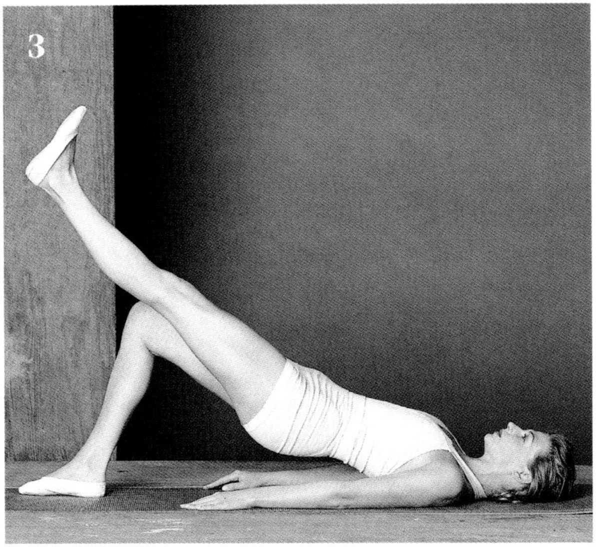

Matte – Die Ergänzung

Schulterbrücke

Ausgangsposition: Legen Sie sich mit angezogenen Beinen auf den Rücken. Die Füße sind hüftbreit auseinander. Die Arme liegen ausgestreckt neben Ihnen, die Handflächen zeigen nach unten. Schultern entspannen! Der Kopf liegt gerade und entspannt mit langem Hals auf der Matte. Heben Sie nun die Hüfte hoch, dabei spannen Sie automatisch die großen Gesäßmuskeln an. Atmen Sie einmal kräftig aus und spannen Sie die Bauchmuskeln so gut es geht an. Sie können die

Hüfte auch mit beiden Händen abstützen. Achten Sie dabei darauf, daß sich Ellbogen und Handgelenk auf einer Höhe befinden, also eine Gerade bilden.

Bewegungsablauf: Strecken Sie ein Bein nach oben, ohne dabei das Becken zu bewegen. Schwingen Sie das Bein so weit wie möglich Richtung Kopf. Wenn der Fuß den höchsten Punkt der Bewegung erreicht hat, ziehen Sie ihn an und senken Sie das Bein langsam, bis es fast den Boden erreicht. Jetzt wechseln Sie die Fußposition und strecken den Fuß leicht und führen das Bein wieder nach oben. Das Bein wird erst abgelegt, wenn Sie die Beine wechseln. Drei Wiederholungen pro Bein genügen!

Atmung: Sie atmen ein, wenn das Bein hochschwingt und kräftig aus, wenn Sie es senken.

Warnung: Wenn Sie zu Kopfschmerzen und Nackenverspannungen neigen, ist Vorsicht geboten, da ein Großteil des Körpergewichtes auf den Halswirbeln lastet.

Merksatz: Po fest!

Checkliste

- Stellen Sie Ihre Füße nicht zu dicht am Gesäß ab. Wenn die Hüften angehoben sind, befinden sich die Füße etwas vor den Knien, also vom Gesäß weg.
- Drücken Sie Ihre Hüften wirklich ganz nach oben durch.
- Achten Sie auf die Poanspannung. Sie ist hier unerläßlich!
- Senken Sie das Bein nur so weit, wie Sie die Kontrolle im Bauch und Po halten können.

Schwierigkeitsstufe 3-4

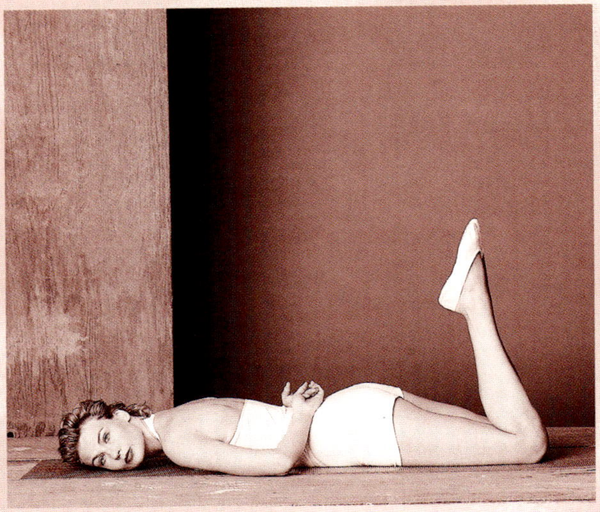

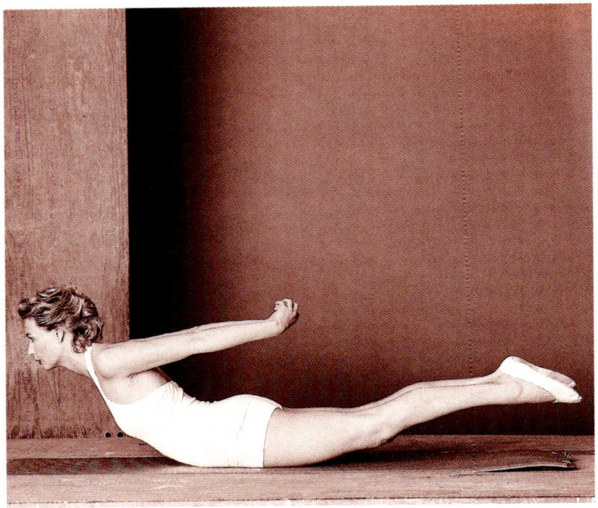

Matte – Die Ergänzung

Doppelfersenkick mit beiden Beinen

Ausgangsposition: Legen Sie sich wie bei der Übung „Doppelter Fersenkick mit einem Bein“ flach auf den Bauch. Die Beine sind geschlossen. Die Füße sind leicht gestreckt. Den Kopf legen Sie auf eine Seite, er sollte aber nicht zur Brust oder zum Nacken geneigt sein. Der Hals ist lang. Verschränken Sie Ihre Hände hinter dem Rücken. Umfassen Sie beispielsweise mit der rechten Hand den linken Daumen. Die Ellbogen ruhen entspannt neben dem Körper. Das Becken sollte fest auf der Matte liegen.

Bewegungsablauf: Winkeln Sie die Beine an. Knie und Füße drücken leicht gegeneinander. Nachdem Sie dreimal kurz und kräftig hintereinander mit den Füßen gegen den Po geschlagen haben, strecken Sie Ihre verschränkten Hände nach hinten Richtung Po. Gleichzeitig heben Sie Ihre gestreckten Beine an. Der Oberkörper kommt automatisch hoch, die Schultern werden nach hinten gezogen, der Kopf folgt der Bewegung, und die Augen schauen geradeaus. Dann senken Sie die Arme wieder auf den Rücken und die Beine auf den Boden. Der Kopf wird zur anderen Seite abgelegt. Für den Anfang reicht es, wenn Sie zwei Wiederholungen machen.

Atmung: Sie atmen aus, wenn Sie die Beine dreimal schlagen, und ein, wenn Sie sich ausstrecken.

Merksatz: Stellen Sie sich vor, Sie wären im wahrsten Sinne des Wortes gespannt wie einen Bogen.

Checkliste

- Während des dreifachen Kicks führen Sie die Beine gezielt zum Po und behalten die Kontrolle über sie, das heißt, Sie lassen sie nicht einfach hin- und herpendeln.
- Das Becken bewegt sich nicht, es liegt fest auf der Matte.
- Verkrampfen Sie Ihre Finger nicht. Sie halten sie ganz leicht fest.
- Machen Sie Ihren Hals lang, wenn Sie hochkommen.

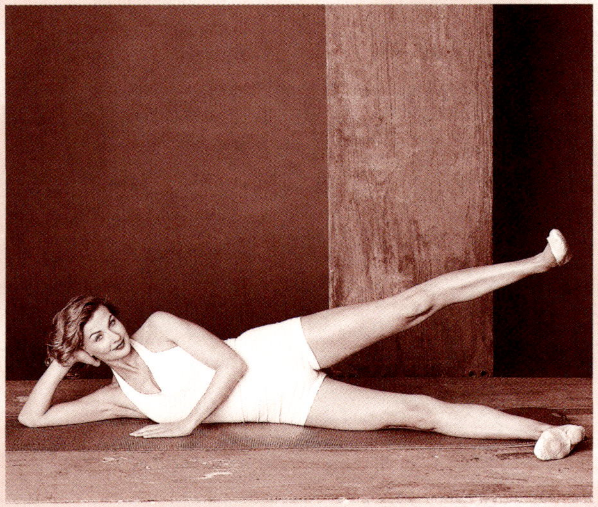

Matte – Die Ergänzung

Fersenkreisen seitlich

Ausgangsposition: Diese Übung machen Sie auf beiden Seiten. Wie bei der Übung „Seitenkicken" (siehe Seite 68) liegen Sie auf der Seite und stützen Ihren Kopf mit dem unteren Arm ab. Steißbein und Unterarm bilden eine Gerade. Stützen Sie den anderen Arm in Brusthöhe vor sich auf. Die aufeinanderliegenden Beine ziehen Sie etwas nach vorne, die Hüftknochen befinden sich auf einer Höhe. Ziehen Sie den unteren Fuß an und spannen Sie den Po an. Nach der kräftigen Ausatmung sind Ihre Bauchmuskeln angespannt.

Bewegungsablauf: Nun heben Sie das obere Bein ca. 20 cm vom Boden und drehen Sie den angezogenen Fuß ein wenig nach außen. Drücken Sie die Ferse kräftig durch. Jetzt malen Sie im Uhrzeigersinn, also von außen nach innen, mit der Ferse kleine Kreise. Achtmal Kreisen genügt.

Atmung: Versuchen Sie, regelmäßig ein- und auszuatmen, also nie länger ein- als ausatmen.

Einfache Variante: Sie können Ihren Kopf auch auf den ausgestreckten Arm ablegen.

Schwierige Variante: Je größer die Kreise, desto schwerer ist die Übung. Wenn Sie die Übung gut beherrschen, können Sie Manschetten an die Knöchel anlegen.

Merksatz: Ihr Becken ist ein schwerer unverrückbarer Quader!

Checkliste

- Halten Sie nicht Ihren Atem an.
- Lassen Sie den Po fest, als ob er aus Beton wäre.
- Ihr Becken bleibt stabil. Das Becken darf weder nach vorne noch nach hinten kippen.
- Nabel zum Rückgrat!

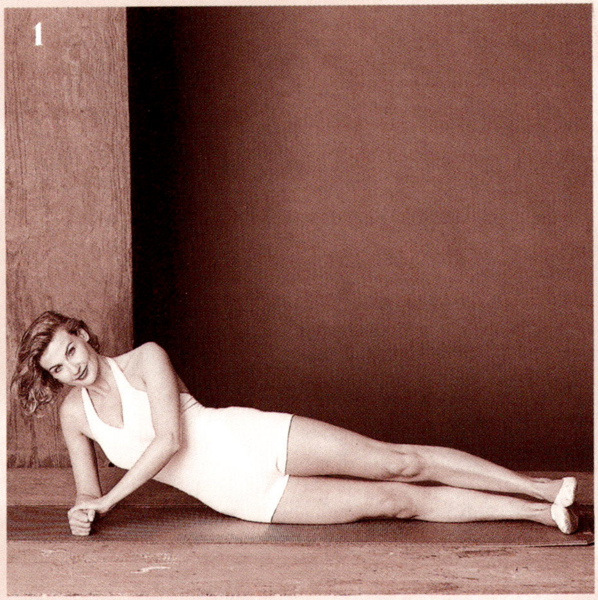
1

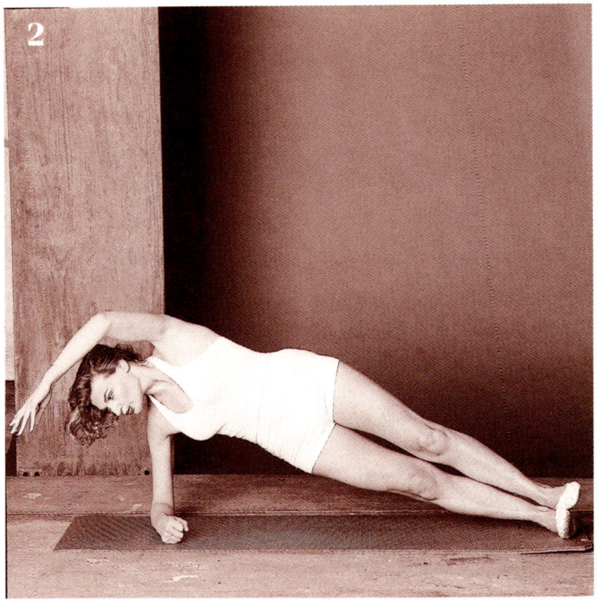
2

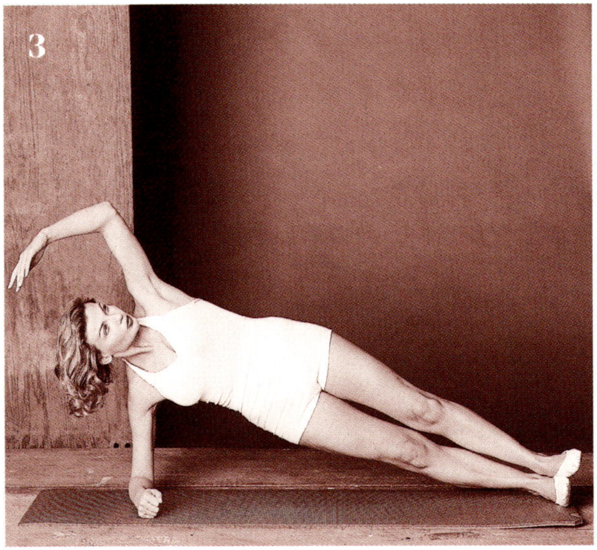
3

Matte – Die Ergänzung

Das Bügelbrett

Ausgangsposition: Diese Übung, die optimal Ihre schrägen Bauchmuskeln trainiert, machen Sie ebenfalls mit beiden Seiten. Sie liegen wie bei der Übung davor „Fersenkreisen seitlich" auf der Seite. Beine und Steißbein bilden jedoch eine Linie, das heißt, die Beine dürfen nicht vorgezogen sein. Die Füße sind angezogen. Der Oberkörper ist aufgerichtet und ruht auf dem unteren Unterarm, der nach vorne zeigt. Ballen Sie die Hand dieses Arms zu einer Faust und drücken sie fest gegen den Boden. Spannen Sie den Bauch und den Po superfest an.

Bewegungsablauf: Heben Sie Ihr Becken an. Ihr Körper befindet sich jetzt in der Diagonale. Der Kopf bildet deren Verlängerung, der Blick geht geradeaus. Versuchen Sie, die hierfür erforderliche Kraft aus dem Bauch zu holen, nicht aus den Schultern. Zur Entlastung der Schulter drücken Sie die Faust fest gegen den Boden. Mit der anderen Hand umfassen Sie Ihr Handgelenk und stützen sich damit zusätzlich ab.

Atmung: Atmen Sie ein, wenn Sie das Bekken zur Diagonale anheben. Während Sie oben sind, atmen Sie aus und ein weiteres Mal ein. Mit der Ausatmung senken Sie dann Ihren Körper zur Matte. Entspannen Sie sich für einen Moment. Mit der Einatmung heben Sie erneut das Becken nach oben. Wiederholen Sie diese Übung zweimal.

Schwierige Variante: Mit der Einatmung begeben Sie sich wie oben beschrieben in die diagonale Position und führen den oberen Arm über den Kopf und strecken ihn oberhalb des Ohres lang aus. Die Finger sind entspannt und zeigen zur Matte. Sie atmen einmal aus. Mit der folgenden Einatmung drehen Sie den Kopf zur Decke und heben den Arm leicht gebeugt nach oben. Schauen Sie zu Ihrer Hand. Mit der Ausatmung senken Sie Ihr Becken wieder zur Matte und nehmen ebenfalls den Arm wieder herunter.

Merksatz: Stellen Sie sich vor, Sie machen sich so schmal wie ein Bügelbrett und sind genauso unbeweglich.

Checkliste

- Der Po muß fest wie Beton sein.
- Nabel zum Rückgrat!
- Die Füße müssen angezogen sein.
- Lassen Sie Ihre Schultern unten und möglichst entspannt.
- Kippen Sie mit dem Becken nach hinten? Verlagern Sie das Gewicht nach vorne, indem Sie die Faust stärker belasten.

Das komplette Programm

Hier nun eine Übersicht über das volle Training, in das die Übungen des ergänzenden Programms in der angegebenen Reihenfolge integriert werden. Diese Übungen sind kursiv gedruckt, so daß Sie erkennen können, nach welcher Basic-Übung eine neue Übung eingefügt werden soll:

1. Die Hundert
2. Das Wagenrad
3. Fersenmalen mit einem Bein
4. Streckung mit einem Bein
5. Streckung mit beiden Beinen
6. Die Säge
7. *Balancieren*
8. *Schulterbrücke*
9. Der Flaschenöffner
10. Doppelfersenkick mit einem Bein (Die Sphinx)
11. *Doppelfersenkick mit beiden Beinen*
12. Seitenkicken
13. *Fersenkreisen seitlich*
14. *Das Bügelbrett*
15. Freischwimmer

Die Übungen 12, 13 und 14 werden auf beiden Seiten gemacht. Machen Sie die Übungen deshalb erst hintereinander auf der einen Seite und anschließend auf der anderen Seite.

Interview mit dem Physiotherapeuten Andreas Risch

Andreas Risch, 37 Jahre, erwarb 1987 seine physiotherapeutische Lizenz in Deutschland. Nach einjähriger Tätigkeit in einer Berliner Praxis ging er nach Amerika, um in San Francisco in einer der führenden Wirbelsäulenrehabilitationskliniken zu arbeiten. In Amerika genießen Physiotherapeuten ein weitaus höheres Ansehen als hierzulande. Aufgrund ihrer universitären Ausbildung sind sie mit Ärzten gleichberechtigt am Rehabilitationsprozeß von Patienten beteiligt. Risch behandelte dort bekannte Spitzensportler, wie u.a. den Footballstar Joe Montana. 1991 erhielt er nach einer Zusatzausbildung die amerikanische Lizenz als Physiotherapeut. Kurze Zeit später wurde er Direktor der physiotherapeutischen Abteilung eines großen Gesundheitsstudios, in dem auch nach Pilates unterrichtet wurde. Da der große Betrieb eine individuelle Betreuung nur begrenzt zuließ, gründete er 1994 seine eigene Praxis „Andreas Risch Physical Therapy“. Mittlerweile nach Deutschland zurückgekehrt, arbeitet er heute als Physiotherapeut in der neurologischen Abteilung des Klinikum Kiphenberg sowie für eine Ingolstädter Praxis. Da er nach wie vor seine eigene Praxis in San Francisco unterhält, pendelt er zwischen seinem Hauptwohnsitz in Deutschland und Amerika hin und her. Zusätzlich hält er zahlreiche Workshops über seine Roll-Play-Methode und das Pilates-Training ab.

I.B.: Wie kam es dazu, daß Sie Pilates-Trainer wurden?

A.R.: *Als ich in San Francisco in dem Rehabilitationsklinikum arbeitete, war ich mit den rehabilitativen Maßnahmen dort bald unzufrieden. Obwohl die medizinische Versorgung ein sehr hohes qualitatives Niveau hatte, war sie doch sehr einseitig. Zu dieser Zeit lernte ich eine Pilates-Instruktorin kennen, die ein Studio in San Francisco leitete und dort auch Trainer ausbildete. Als sie mich fragte, ob ich Leiter der physiotherapeutischen Abteilung in ihrem Studio werden wollte, nahm ich an. Hier konnte ich mich mit der Methode nach Pilates und ihrer Anwendung in der Rehabilitation optimal auseinandersetzen. Ich war begeistert von ihrem vielseitigen und ganzheitlichen Charakter.*

I.B.: Sie haben auch eine eigene Therapie entwickelt. Können Sie sie erläutern und gibt

es eine Verbindung zu der Pilates-Technik?
A.R.: *Meine selbst entwickelte Therapieform habe ich „Roll-Play" genannt. Dafür verwende ich fest gepreßte Schaumstoffrollen in verschiedenen Formen und Größen. Der Schwerpunkt liegt auf dem spielerischen Umgang mit den Rollen im Hinblick auf das Erlernen von Bewegungen und Entwicklung des kinästhetischen Sinns. Ich habe die grundlegenden Prinzipien von Pilates übernommen und einige Übungen auf die Rollen übertragen. Umgekehrt ist die „Roll-Play"-Methode eine ideale Vorbereitung für die Übungen nach Pilates. Die Konzentration wird nach innen verlegt und damit die Tiefenwahrnehmung der Bewegungen geschult. Gelenk- und Weichteile werden mobilisiert, die Muskeln gedehnt und die Wirbelsäule stabilisiert.*

I.B.: Was bedeutet bitte kinästhetisch?

A.R.: Die Kinästhesie betrifft die Tiefensensibilität zum Beispiel für die Wahrnehmungsfähigkeit einer Bewegung im Raum, bevor wir sie machen. Dies hilft uns, unsere Interaktion mit der Umwelt intensiver zu erfahren und effektiver zu gestalten.

I.B.: Wie verbinden Sie Ihre Tätigkeit als Trainer und Physiotherapeut und wie integrieren Sie die Übungen von Pilates?

A.R.: *Mein persönlicher Anspruch für die therapeutische Arbeit ist, den Menschen in seiner Gesamtheit anzusprechen. Die physiotherapeutische Arbeit ist sehr spezifisch auf die Behandlung der jeweiligen Verletzung ausgerichtet. Da kommen Bewegungslehre und Verletzungsvorbeugung oft zu kurz. Die Methode nach Pilates ist hier eine optimale Ergänzung, weil ich die Behandlung der Verletzung mit Bewegungserziehung verbinden kann, die dann das Verletzungsrisiko deutlich verringert. Ich benutze die Übungen, um Klienten bestimmte Bewegungszusammenhänge zu erklären, damit sie verstehen, wie es zu Verletzungen oder Abnutzungserscheinungen kommt, wenn der Körper ständig Fehlbelastungen ausgesetzt ist. Ich zeige ihnen, wie der Bewegungsablauf verbessert werden kann.*

I.B.: Geben Sie doch einmal ein konkretes Beispiel für eine Fehlbelastung.

A.R.: *Ein typisches Beispiel für eine Fehlbelastung sind die vorgezogenen Schultern, eine Haltung, die man wählt, weil es einem schwerer fällt, sich gegen die Schwerkraft aufzurichten. Ein anderes Beispiel ist die sogenannte „Barhaltung". Man vermeidet die*

Muskelarbeit, indem man im Hohlkreuz steht, möglichst auf einem Bein. Man hängt folglich nur noch in den Kapseln und Bändern. Das strapaziert besonders die Hüftbänder, da sie mit der Zeit ausleiern. Eine richtige Haltung ist niemals passiv, sondern ein aktiver Vorgang, der mit dem Einsatz von Muskelarbeit verbunden ist.

I.B.: Können Sie beschreiben, zu welchen kompensatorischen Fehlhaltungen bestimmter Körperpartien es am häufigsten kommt?

A.R.: *Was ich in meiner Praxis am häufigsten sehe, sind Hypo- und Hyperlordosierung der Lendenwirbelsäule, Hyperlordosierung der Halswirbelsäule und Kyphosierung der Brustwirbelsäule, also zuviel oder zuwenig Krümmung der Lendenwirbelsäule und starke Verkrümmung der Halswirbelsäule oft verbunden mit einem Rundrücken.*

I.B.: Warum treten so häufig Rückenschmerzen im Lendenwirbelbereich auf?

A.R.: *Das hat natürlich auch wieder individuelle Ursachen. Eine häufige Ursache für Rückenschmerzen ist die fehlerhafte Belastung der Wirbelsäule bei gleichzeitiger mangelnder Stabilisationsfähigkeit der Bauch- und Rückenmuskeln. Gerade im Lendenwirbelbereich wirken hier die größten Kräfte, besonders beim Sitzen, Bücken und Heben.*

I.B.: Oftmals fällt es uns schon schwer, den Kopf gerade zu halten. Wieso kommt es so häufig zu Verspannungen und Verhärtungen im Nacken?

A.R.: *Das hat auch wieder mit den eben genannten Fehlhaltungen zu tun, was die Muskeln veranlaßt, mehr zu tun als eigentlich notwendig ist. Ein sehr gutes Beispiel ist das Sitzen am Computer mit vorgeschobenen Kinn und hängenden Schultern, vor allem, wenn der Arbeitsplatz nicht ergonomisch gestaltet ist.*

I.B.: Können Sie einen oder zwei Krankheitsfälle von Klienten beschreiben und wie sich nach regelmäßigem Training der körperliche Zustand der Klienten verändert hat?

A.R.: *Ja, eine Aerobiclehrerin hatte sich bei Ihrem Training einen Bandscheibenvorfall zugezogen. Sie litt unter ausstrahlenden Schmerzen und einem Taubheitsgefühl im Bein. Sie konnte kaum gerade stehen, geschweige denn gehen. Als sie zu mir kam, hatte sie Schwierigkeiten, die Alltagsaktivitäten zu meistern. Es dauerte vier bis fünf Wochen, bis die akuten Schmerzen und ihre Muskelverspannungen nachließen und sich ihre Wirbelsäulenbeweglichkeit gebessert hatte. Sie war begeistert von der Methode, die zugleich starke Muskelkräftigung und -dehnung kombiniert. Die brauchte sie besonders für die Arbeit.*

I.B.: Wie ist es möglich, daß eine Aerobic-Trainerin über keine Beweglichkeit der Wirbelsäule verfügt? Sie trainiert doch tagtäglich?

A.R.: *Nun, vor ihrer Krankheit verfügte sie sogar über eine zu große Beweglichkeit der Wirbelsäule. Das war die Ursache ihrer Erkrankung. Denn die kleinen Muskeln zwischen den Wirbeln, wie die Rotatores, die enorm wichtig sind für die Stabilisation der Wirbelsäule, waren kaum trainiert. Sie lernte dann durch die Übungen, auch die großen Muskeln weniger zu gebrauchen und dafür die kleineren, vor allem die schwachen, besser aufzutrainieren. Nach sechs Monaten hatte sie sich nicht nur vollständig erholt, sondern gestaltete ihr Aerobicprogramm so, daß es schonender für ihre Wirbelsäule und für die der Klienten war.*

I.B.: Gab es auch männliche Klienten, denen Sie helfen konnten?

A.R.: *Tatsächlich wird diese Methode zu rund 80 Prozent von Frauen betrieben. Das ist wirklich sehr schade. Vermutlich ist dies so, weil sie sich aus dem Tanz entwickelt hat. Ein Rechtsanwalt suchte Rat und Hilfe bei mir wegen seiner chronischen Schulterverletzung, obwohl er glaubte, daß die Methode, die ich anwende, nicht „männlich" genug wäre. Außerdem wollte er sich generell auftrainieren. Er war Mitglied in einem Healthclub und hatte sich dort in diversen Kräftigungsmethoden und Aerobicprogrammen versucht, mit dem Resultat, daß er ungelenkig und steif wurde. Seinem Hobby, dem Gesellschaftstanz, war das nicht gerade dienlich. Nach dreimonatigem Üben war er überrascht, wieviel dieses Training seiner Männlichkeit abverlangte und wie es seinen Körper veränderte. Er entwickelte zunehmend Geschmeidigkeit und Eleganz für sein Hobby. Sein Schulterleiden ging zurück, da er die Bewegungszusammenhänge des Schultergelenks und des Schulterblatts mit dem Brustkorb und der Wirbelsäule verstand und die Abläufe in den Muskelketten dementsprechend anwenden konnte.*

I.B.: Was lehrt Sie Ihre Erfahrung aus der Praxis, wie lange muß man trainieren, damit sich schlechte Bewegungsgewohnheiten nachhaltig verändern und das muskuläre

Gleichgewicht wieder einigermaßen hergestellt ist?

A.R.: *Das ist schwer zu beantworten, weil das sehr stark von den individuellen Voraussetzungen abhängt, beispielsweise wie aktiv jemand ist oder inwieweit sein kinästhetischer Sinn entwickelt ist. Ich vergleiche das Erlernen dieser Technik oft mit dem Erlernen einer Sprache. Generell würde ich sagen, braucht man mindestens drei Monate mit zwei Übungsstunden pro Woche, um die Grammatik, das heißt, die Prinzipien zu verstehen. Der Sprachfluß hängt dann letztlich von der Häufigkeit der Anwendung ab.*

I.B: Können Sie das Zusammenspiel von Rücken- und Bauchmuskulatur genauer erläutern?

A.R.: *Die Bauch- und Rückenmuskeln müssen in koordinierter Weise die Bewegungen des Rumpfes in den verschiedensten Positionen stabilisieren und kontrollieren, um eine gleichmäßige Belastung der Wirbelsäule zu erreichen. Das geschieht zum einen in der Form von entgegengesetzter Aktion beim Bewegen, das heißt die eine Muskelgruppe muß nachlassen, wenn die andere sich anspannt. Zum anderen geschieht es in der Form der Kokontraktion beim Halten, wo sich die Muskeln gleichzeitig anspannen. Ein weiterer bemerkenswerter Aspekt ist, daß die Muskelschlingen, die für Rotation und Seitneigung zuständig sind, in diagonaler, spiralförmiger Weise um den Rumpf angeordnet sind. Die schrägen und quer angeordneten Bauchmuskeln korrespondieren mit den ähnlich angeordneten Rücken- und Schulterblattmuskeln.*

I.B.: Welche genaue Funktion hat der Bauchmuskel Transversus abdominis?

A.R.: *Der Transversus abdominis ist wie ein inneres Korsett, er strafft die Faszie* (Anm. I.B.: die Hülle oder Haut, die den Muskel umgibt), *in denen sich die anderen Bauchmuskeln befinden, so daß diese effektiver arbeiten können. Er wirkt damit auf die Bauchdecke und die Lenden und ist letztlich zuständig für eine schmale Taille.*

I.R.: Mittels der nach Pilates entwickelten Übungen gewinnt der Anwender an Beckenstabilität. Was bedeutet das?

A.R.: *Ein stabiles Becken sorgt für die gleichmäßige Belastung der Wirbelsäule, weil durch die Stellung des Beckens die Krümmungen der Wirbelsäule beeinflußt werden. Außerdem ist das Becken Überträger der Kräfte von Rumpf zu den Beinen, also*

für Haltung und Fortbewegung maßgeblich. Die internen schrägen Bauchmuskeln, die am Becken ansetzen, sind von besonderer Bedeutung, weil sie das Becken stabilisieren.
I.B.: Das Becken wird stabilisiert, gleichzeitig sollen die Hüftgelenke mobiler werden. Ist das kein Widerspruch? Oft werden doch gerade die Hüftgelenke übermäßig beansprucht.
A.R.: *Ganz richtig, genau das ist ein Problem. Denn die Hüftflexoren* (Anm. I.B.: Hüftbeuger) *übernehmen oft die Funktion von zu schwachen Bauchmuskeln. Sie stabilisieren dabei die Wirbelsäule nicht in einer neutralen Stellung, sondern ziehen sie entweder ins Hohlkreuz oder verursachen bei einseitiger Belastung der Hüfte eine skoliotische Veränderung* (Anm. I.B.: seitliche Rückgratverkrümmung). *Deshalb müssen die Hüftbeuger eher gedehnt und gleichzeitig die Bauchmuskeln auftrainiert werden. Manchmal sind auch die ischiocruralen Muskeln an der Hinterseite des Oberschenkels verkürzt. Dann kippt das Becken nach hinten und verursacht eine zu große Flexionsbelastung der Wirbelsäule, vor allem der Bandscheiben. Auch die Adduktoren, wie Oberschenkelanzieher und Großer Anziehmuskel sowie Innenrotatoren neigen zur Verkürzung und müssen gedehnt werden. Erst dann können die Beckenstabilisatoren wirkungsvoll das Becken und damit die Wirbelsäule in eine neutrale Stellung einstellen und halten.*
I.B.: Können Sie erklären, inwieweit die Übungen gegen die Knochenkrankheit Osteoporose helfen sollen?
A.R.: *Die Übungen bauen das Muskelkorsett der Wirbelsäule in einer schonenden und umfassenden Weise auf und beugen somit Frakturen vor, wie sie so oft bei Frauen mit Osteoporose entstehen. Außerdem fördern die haltungsbetonten Übungen den Knochenstoffwechsel und die Kalkeinlagerung ins Knochengewebe, so daß es zu einer Verlangsamung der osteoporotischen Veränderungen kommt.*
I.B.: Erläutern Sie physiologisch einmal genau, warum die Beherrschung der richtigen Atemtechnik bei den Übungen von so großer Bedeutung ist.
A.R.: *Die Atmung bestimmt den Rhythmus und die Richtung bzw. die Art der Bewegung. Eine Flexionsbewegung* (Anm. I.B.: Beugung) *im Rumpf ist mit der Ausatmung verbunden, da sich die Flexoren, vor allem die Bauchmuskeln, anspannen und sich der Brustkorb*

entleert, somit die Beugung zuläßt. Umgekehrt erleichtert die Einatmung eher die Extensionsbewegungen (Anm. I.B. Ausdehnung). *Sie können das im Sitzen ausprobieren. Beugen Sie sich nach vorne, und versuchen Sie gleichzeitig tief einzuatmen. Sie merken, es ist fast unmöglich. Das gleiche gilt, wenn Sie sich strecken wollen und gleichzeitig versuchen auszuatmen. Zusätzlich verstärkt die Atmung den unteren, seitlichen und hinteren Brustkorb. Somit verbessert sich die Stabilisation der Wirbelsäule, da hier z. B. die externen schrägen Bauchmuskeln, der viereckige Lendenmuskel und die Sägemuskeln ansetzen. Diese bewußte Kombination der Atmung mit der Bewegung führt zu einem optimalen Bewegungsrhythmus und zu einer verbesserten Bewegungsqualität.*

I.B.: Pilates hat speziell in der Rehabilitation von Tänzern einen Platz gefunden. Warum wird seine Methode nicht allgemein als Rehabilitationsprogramm angewandt und anerkannt?

A.R.: *Das liegt wohl daran, daß diese Methode bei den Medizinern und Therapeuten noch nicht genügend bekannt ist. Wahrscheinlich gibt es noch zu wenig Forschungsergebnisse. Pilates umgibt immer noch so eine gewisse esoterische Aura. Das hat auch seine Vorteile, weil dadurch verhindert wird, daß die Methode schematisiert wird. Die Trainer, die sie praktizieren, können darum sehr kreativ sein. Dieser nur scheinbare Gegensatz ist für mich einer der interessantesten Aspekte. In Kalifornien, wo die Technik sehr populär ist, ist es mittlerweile so, daß viele Therapeuten und Mediziner sich auf Verlangen ihrer Patienten mit dieser Methode auseinandersetzen. Das ist ein sehr gutes Beispiel, wo intuitives und kreatives Verstehen einer Therapieform der wissenschaftlichen Erkenntnis vorauseilt.*

I.B.: Gibt es Übungen, die Pilates entwickelt hat, die man heute aus physiotherapeutischer Sicht nicht mehr praktizieren würde?

A.R.: *Pilates hatte die Auffassung, daß die Wirbelsäule ganz gerade sein sollte. Ihm waren die funktionellen Eigenschaften der Wirbelsäulenkrümmungen nur zum Teil bekannt. Viele seiner Übungen haben deshalb die Tendenz zur Überkorrektur. Heute hingegen betont man mehr eine neutrale Position der Wirbelsäule, um eine gleichmäßige Belastung zu gewährleisten. Hier hat die medizinische Wissenschaft ihren Beitrag geleistet. Das bedeutet, bei den Übungen sollte man eine zu starke Dehnung, vor allem des Nackens, und eine zu starke wirbelsäulenbelastende Beugung im Lendenwirbelbereich vermeiden. Grundsätzlich sollte vor jeder Übungsbehandlung ein gewisser Aufnahmebefund über existierende Schäden des Bewegungsapparates stehen. Dann kann das Programm optimal und individuell gestaltet werden.*

I.B.: Wem raten Sie von dem Praktizieren dieser Technik ab?

A.R.: *Ich rate grundsätzlich niemanden vom Praktizieren dieser Methode ab. Allerdings sollten Klienten mit Herz-Kreislauf-Problemem, Atembeschwerden, mit akuten Wirbelsäulenbeschwerden oder Schmerzzuständen grundsätzlich ihren Arzt konsultieren. Außerdem rate ich den Trainern dieser Methode, sich über Anatomie, Biomechanik, Physiologie und vor allem Pathophysiologie, das heißt über die Auswirkungen von Verletzungen, kundig zu machen.*

Adressen

Studios im deutschen Sprachraum

Body Control
Sabine Klein
Zum-Jungen-Straße 15
60320 Frankfurt
Tel. 0 69 56 10 20

Krankengymnastik Praxis
Achim Grell
(mit integriertem Pilates-Studio
von Andreas Risch,
Physiotherapeut und lizenzierter Pilates
Trainer)
Donaustraße 3
85049 Ingolstadt
Tel. 08 41 17 44 0
Fax 08 41 93 11 382
email: andreasrisch@altmuehlnet.baynet.de

Living Balance
Charlston Marquise
Neutorgasse 15
A-1010 Wien
Tel. 00 43 1 596 37 41

Meridian Club
im Rahmen von Meridian Kult werden
auch Kurse nach Pilates angeboten
Quickbornstraße 26
20253 Hamburg
Tel. 0 40 65 89-13 00

Meridian Club
nähere Information über Pilates-Kurse
Herrn Panos Padas
Wandsbeker Zollstraße 87 - 89
22041 Hamburg
Tel. 0 40 65 89-0

O 33 Studio für Tanz
Rolf Amendt
Oelkersallee 33
22769 Hamburg
Tel. 0 40 43 43 40
http://www.koerpertraining.de

Pilates Exercise
Nordstraße 145
Ch-8037 Zürich
Tel. 0041 1 350 22 77

Studio Alexander Bohlander
Physiotherapeut und Polestar-Trainer
Ausbilder für Polestar-Trainer
Bahnhofstraße 30
41539 Dormagen
Tel. 0 21 33 21 50 50

Studio für Körperbewußtsein
Kornelia Ritterpusch
Grindelhof 89, Haus 9
20146 Hamburg
Tel. 0 40 410 72 73

Studio für Körpertraining
Vesna Mathies
Mittelweg 31 b, Hinterhof
20148 Hamburg
Tel. 0 40 45 21 93

Telos Studio
Florianstraße 20
70188 Stuttgart
Tel. 07 11 28 28 72

White Clouds
Feldmochingerstraße 79 -81
80993 München
Tel. 0 89 14 52 45

weiterführende Adressen

eine vollständige Liste der ausgebildeten Polestar-Trainer ist erhältlich über:

Polestar Deutschland
Gertrudenhofweg 35
50858 Köln
email: abohlander@compuserve.com
http://www.polestareducation.com

Anna Maria Cova
Lizenzierte Pilates-Trainerin
Via Petrella 21
20124 Mailand
Italien
Tel. 0039 02 29510482
Fax 039 02 29401430

Andreas Risch Physical Therapy
1500 Sansome Street,
Roundhouse Suite 202
Ca 94111 San Francisco
USA
Tel. 001 415 7721922
Fax 001 415 772 1952
email: andreas@arpt.com

Physicalmind Institute
1807 Second Ave.47
Santa Fe NM 87505
Tel. 001-800-505-1990
Internet: http://www.the-method.com

Dragon Gym
Pilates Studios
50 W 57 Street, 6. Stock
New York, NY 7570724

Pilates® Studios
890 Broadway, 6. Stock
New York, NY 10003
http://www.pilates-studio.com